本书获得国家自然科学基金课题（编号：71573002）资助

U0658818

社会资本与
健康老龄化

主　编　胡　志　秦　侠

副主编　陈　任　柴　静　白忠良

编　委（以姓氏笔画为序）

牛　励　白忠良　朱　文　刘　浏　刘雪琼

杨　静　杨振阳　吴　燕　汪　娟　张文红

陈　任　陈　馨　邵　芊　胡　志　胡　博

秦　侠　柴　静　徐晓茹　陶生生　梅光亮

廖胜东　潘新祥

人民卫生出版社

·北京·

图书在版编目（CIP）数据

社会资本与健康老龄化 / 胡志，秦侠主编. — 北京：人民卫生出版社，2023.2

ISBN 978-7-117-34404-3

Ⅰ.①社… Ⅱ.①胡… ②秦… Ⅲ.①社会资本 – 关系 – 人口老龄化 – 研究 – 中国 Ⅳ.①F014.391 ②C924.24

中国国家版本馆 CIP 数据核字（2023）第 022683 号

人卫智网	www.ipmph.com	医学教育、学术、考试、健康，购书智慧智能综合服务平台
人卫官网	www.pmph.com	人卫官方资讯发布平台

社会资本与健康老龄化

Shehui Ziben yu Jiankang Laolinghua

主　　编：胡　志　秦　侠
出版发行：人民卫生出版社（中继线 010-59780011）
地　　址：北京市朝阳区潘家园南里 19 号
邮　　编：100021
E - mail：pmph @ pmph.com
购书热线：010-59787592　010-59787584　010-65264830
印　　刷：三河市博文印刷有限公司
经　　销：新华书店
开　　本：710×1000　1/16　印张：11
字　　数：186 千字
版　　次：2023 年 2 月第 1 版
印　　次：2023 年 3 月第 1 次印刷
标准书号：ISBN 978-7-117-34404-3
定　　价：49.00 元

打击盗版举报电话：010-59787491　E-mail：WQ @ pmph.com
质量问题联系电话：010-59787234　E-mail：zhiliang @ pmph.com
数字融合服务电话：4001118166　E-mail：zengzhi @ pmph.com

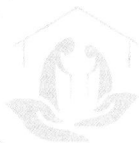

我国正面临人口老龄化问题的严峻挑战，目前大于 60 岁的老年人口数超过 2.64 亿人，预计 2050 年将达到 4.8 亿人。庞大的老年人口给社会经济发展带来深远的影响，同时也给养老康养产业和医疗健康服务模式等带来前所未有的机遇。

以习近平同志为核心的党中央，审时度势，高瞻远瞩，把积极应对人口老龄化作为国家战略。党的二十大报告再次强调要实施积极应对人口老龄化国家战略，把积极老龄观、健康老龄化的理念融入经济社会发展的全过程。

实现社会经济可持续的发展是应对人口老龄化的前提和基础。只有通过不断推进全社会的科技创新和全要素生产率提升，才能够拥有更多可调配的资源来应对人口老龄化。

解决应对人口老龄化进程中社会经济资源的有限性与老年人群对资源需求的无限性之间的矛盾，提高老年人群物质和精神生活需求的满意度，需要通过社会资本整合各方资源，提高老年人群对有限资源的利用效率，这是全社会各方面都在努力探索的一个重要方向。

由胡志和秦侠两位教授领衔的学术团队，致力于研究人口老龄化这一重大社会问题，基于我国老龄化社会的现实和特点，在进行大量理论研究和社会调研之后，组织编写了《社会资本与健康老龄化》一书。此书科学地论证了社会资本理论与健康老龄化之间的高度契合性，探讨性、创新性地构建了健康老龄化测量指标体系和不同层级的社会资本测量手段，提出了不同类型的社会资本在健康老龄化社会中的开发策略，有助于健康老龄化领域的物质资本、人力资本、信息资本的有效整合和合理分配。

社会资本理论引入健康老龄化的研究，无疑是一次富有创建的学术跨界探讨，凸显了不同学科之间交叉融合的生命力和学术价值。相信此书的出版和相关研究成果，必将对我国人口老龄化的应对以及健康老龄化社会的建设发展发挥其应有的作用。

对于这种有益的学术探讨，我深感欣慰并致以由衷的敬意。

中国老年医学学会会长

2022 年 10 月

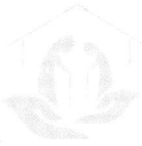

前言

　　人口老龄化是 21 世纪我国面临的一个重大社会问题，关系到社会稳定和人口安全。为积极应对人口老龄化，2019 年 11 月，中共中央、国务院印发的《国家积极应对人口老龄化中长期规划》（以下简称《规划》）指出，人口老龄化是社会发展的重要趋势，是人类文明进步的体现，也是今后较长一段时期我国的基本国情。人口老龄化对经济运行全领域、社会建设各环节、社会文化多方面乃至国家综合实力和国际竞争力，都具有深远影响，挑战与机遇并存。《规划》同时指出，要按照经济高质量发展的要求，坚持以供给侧结构性改革为主线，构建管长远的制度框架，制定见实效的重大政策，坚持积极应对、共建共享、量力适度、创新开放的基本原则，走出一条中国特色应对人口老龄化道路。

　　应对人口老龄化是构建和谐社会、维护社会经济又好又快和可持续发展的重大战略问题，是建设"健康中国"的重大战略选择。党的十九大指出："积极应对人口老龄化，构建养老、孝老、敬老政策体系和社会环境，推进医养结合，加快老龄事业和产业发展"。《规划》也指出："构建家庭支持体系，建设老年友好型社会，形成老年人、家庭、社会、政府共同参与的良好氛围"。党的二十大再次强调要实施积极应对人口老龄化国家战略。这些重大政策为我国加快推进老龄化社会建设和健康老龄化事业发展指明了方向。

　　"健康老龄化"概念最早出现于 1987 年 5 月的世界卫生大会。1990 年 9 月，在哥本哈根世界老龄大会上，首次将健康老龄化作为一项全球性发展战略目标。健康老龄化是指使大多数老年人保持较好的身心健康，拥有较好的智力、心理、躯体、社会和经济功能状态，并让这五大功能的潜力得到充分发挥。相关机构和专家也提出"成功老龄化""积极老龄化""生产性老龄化"等概念，但健康老龄化是各种老龄化目标的核心，实现健康老龄化可以使老年人病理性和社会性老化的因素减到最少程度，最大限度地延长老年人参与社会经济发展的时间并延缓生理功能衰老，尽可能保持生活自理能力，实现良好的社会效果，促进社会和谐。一个国家或地区中若有较大比例老年人属于健康老龄化，老年人的作用能够充分发挥，老龄化的负面影响得到抑制或缓解，则其老龄化过程或现象就可算是健康的老龄化。健康老龄化是21世纪全球战略的重要组成部分，是面临人口老龄化挑战的所有国家共同重视的国家战略。

国家统计局公布资料表明，我国正式成为老龄化国家是在2000年。在20余年的时间内，60岁以上的老年人口数量从1.31亿升至2.64亿，人口老龄化水平从10.2%升至18.7%。老龄化社会的到来是一个必然趋势，但建设成健康老龄化社会才是老龄化社会需要达到的真正目标。实现健康老龄化是同各个年龄段的人口、各行各业都有关系的一项全民性保健的社会系统工程。因此，有效的健康老龄化需要政府、社会组织、社区、家庭和个人的协调配合，需要调动一切有利于健康老龄化社会发展的积极要素，深度发掘适于服务健康老龄化的一切社会资源，构建老年人多元的社会支持体系。

面对不期而至的老龄化社会，在我们尚未做好充分准备，各种资源尚且准备不足的情况下，我们如何应对？社会资本的开发与利用或许为我们应对老龄化社会提供了一条可利用的资源途径。近年来，世界银行对社会资本给予了充分的重视并鼓励各个领域引入社会资本理论进行研究。

社会资本是活跃于社会发展各个领域的无形资本形式，是社会学与经济学交叉发展的产物。美国哈佛大学教授罗伯特·普特南（Robert Putnam）认为，"社会资本指的是社会组织的特征，如信任、规范和网络，能够通过推动协调的行动来提高社会效率"。社会资本广泛存在于社会网络中，个人或群体能够通过他们的成员身份在网络中或更宽泛的社会结构中得到获取短缺资源的能力。社会资本通过促进物质资本、人力资本、信息资本在人际关系网络中的流动和共享，将各种有形资本有机结合，共同发挥更大的效力，从而降低交易成本，提高工作绩效，实现资本的增值功能。

社会资本可分为宏观、中观、微观3个层面。其中，宏观社会资本关注的是较为广泛的结构体系中的社会资本问题，如政治经济体系、社会文化、政策环境等，对社会网络的构建、人们观念的形成、行为的约束等起着制度化和非制度化的作用；中观社会资本一般以特定组织机构为研究对象，注重研究特定网络的结构化以及该网络中要素之间的相互联系、资源在此网络中的流动方式等；微观社会资本则重点讨论个体通过社会网络调动资源的能力，包括对组织机构的信任、对网络内其他个体的信任、基于自愿基础上的参与公共事务的积极性、与他人形成关系网络的广度和密度等。研究认为，社会资本与健康老龄化存在一定契合性，体现在社会资本与老年人身心健康的契合、社会资本与老年人社会适应性的契合以及社会资本与老年人健康保障体系的契合等方面。健康老龄化目标的实现有赖于政府、社会组织、社区、家庭和老年人个体在互惠、信任和认同基础上的协同合作，在合作中，社会资源、网络与规范等共同构成了老年人健康、生活以及权利保障的基础。

那么，如何建立有效的、政府参与下的多方协调机制？如何调动社会各种组织的广泛参与？如何使有限的健康老龄化资源得到较好的整合，发挥更大的效力？近年来，关于社会资本理论的研究为解决这些问题提供了新思路。

我国正急速进入人口老龄化社会，与此同时，城市化、工业化进程的加快和日渐缩小的家庭规模已引起社会环境和社会关系的急剧变化。在这些因素共同作用下，我国老年人面临着一系列健康问题，如身体功能的退化、社会融入感愈来愈低、抑郁和孤独现象突增等。与政府和养老机构提供的医疗卫生保健服务项目相比，来自家庭和社区的健康照料和各种非正式网络能够对老年人的身心健康和社会适应能力施加积极影响，而这些正好与社会资本的理论与应用相契合。社会资本中所具有的凝聚社会各种资源、增加亲友间的互惠以及社会支持等功能，正是健康老龄化过程中所迫切需要的。社会资本理论为促进老年人多维健康提供了新的思路及视角，有利于提升我国老年人群的身心健康、社会适应性及社会幸福感，具有较大的现实意义。

在国家自然科学基金的支持下，近年来我们开展了社会资本与健康老龄化的研究与探索。本研究构建了健康老龄化测量指标体系和社会资本测量指标体系，通过对社会资本的测量和健康老龄化的测量，探索对健康老龄化起作用的社会资本要素及其影响因素，分析社会资本在健康老龄化中的作用，提出不同层面社会资本的开发策略。一是微观社会资本对老年人个体综合健康的作用研究：分析比较了老年人个体社会资本指标与老年人个体综合健康指标的关系，探索对健康老龄化起作用的微观社会资本要素及其影响因素。二是健康老龄化组织层面的社会资本研究：探讨了健康老龄化组织层面的社会资本要素，分析社会资本在组织水平发挥作用的机制。三是健康老龄化领域宏观社会资本研究：分析比较了宏观社会资本指标与老年人整体健康指标的关系，探讨宏观层面社会资本的构成要素对健康老龄化的作用和影响。本研究将既往健康老龄化等相关研究上升到社会资本理论高度，系统、全面阐述健康老龄化领域社会资本功效，探索对健康老龄化起作用的社会资本要素及其影响因素，分析社会资本在健康老龄化中的作用。一方面有助于发掘并有效利用潜在的无形资源，促进健康老龄化领域的物质资本、人力资本、信息资本的有效整合和合理分配；另一方面为健康老龄化研究开拓新的思路、注入新的活力。无论是从社会资本的理论研究角度考虑，还是从科学的健康老龄化的实际意义考虑，这种研究都是非常必要和及时的。把社会资本理论应用到健康老龄化领域，或将为我国健康老龄化研究提供一个新的理论视角与方法，为从事健康老龄化研究工作者提供一个新视野。

在上述背景下，笔者组织相关专业人员，总结近期研究成果，编写本书来阐述社会资本与健康老龄化。全书共分为五章：第一章绪论，介绍研究背景、研究目的与意义，以及研究内容与方法；第二章社会资本理论与健康老龄化测量工具，介绍社会资本相关理论、健康老龄化基本概念、健康老龄化评价测量研究现状、健康老龄化评价指标体系、社会资本与健康老龄化的关系；第三章个体层面社会资本与老年人多维健康关系，介绍样本人群应具备的基本特征、拥有的社会资本现状、多维健康现状和个体社会资本与老年人多维健康；第四章组织层面社会资本与养老服务组织绩效关系，介绍养老服务组织核心成员及组织基本特征、养老服务组织基本情况与组织绩效、养老服务组织社会资本与组织绩效关系；第五章宏观层面社会资本与健康老龄化关系，介绍宏观社会资本与健康老龄化指标及来源、我国宏观层面社会资本现况和宏观层面社会资本与健康老龄化。

本书展示了国家自然科学基金项目的研究成果，其中参阅了国内外相关学者的论文、论著等资料，均列于书末参考文献中。在调查量表的研制中，承蒙美籍学者刘宏杰博士和英籍学者陈若陵博士给予指导与支持。在开展现场调查过程中，本团队的师生不顾现场调查的艰辛，深入江淮大地不同的老年机构，走访调研了大量的老年人群以及老年机构的管理工作者，得到了翔实的第一手资料，现在研究生们已经以优异的成绩毕业并走上不同的工作岗位，此书的出版也是对他们辛勤工作成果的肯定与回报。

本书适于从事老龄化和健康老龄化理论研究和实际工作者阅读参考。鉴于相关研究仍处于探索阶段，书中可能存在诸多不足之处，希望同道们不吝赐教。让我们共同努力，推动社会资本在健康老龄化领域的应用与发展！

胡志

2022 年 10 月

目录

第一章　绪论

第一节　社会资本与健康老龄化研究背景

我国正式进入人口老龄化的关键之年是 2000 年。据我国公布的第七次人口普查结果，全国 60 岁以上人口约 2.64 亿，占总人口的 18.7%，其中 65 岁以上老年人口约 1.91 亿，占总人口的 13.5%，按照国际标准衡量，我国已经成为老龄化国家，正式进入老龄化社会。联合国 2019 年最新人口数据预测，到 2030 年，我国 ≥ 60 岁老年人比重将高达 24.8%；到 2050 年，中国老年人口规模将达到 4.85 亿人，≥ 60 岁老年人比重将超过 30%。人口老龄化是 21 世纪我国面临的一个重大的社会问题，关系到社会稳定和人口安全。如何应对人口老龄化，是构建和谐社会、维护社会经济又好又快和可持续发展的重大战略问题。党的十九大报告指出，要"积极应对人口老龄化，构建养老、孝老、敬老政策体系和社会环境，推进医养结合，加快老龄事业和产业发展"，党的二十大再次强调要实施积极应对人口老龄化国家战略，为我国加快推进老龄化社会建设和健康老龄化事业发展指明了方向。

一、健康老龄化是人类应对老龄化挑战的必然选择和重大战略问题

面对日益加剧的人口老龄化形势，特别是在我国"未富先老"社会状态下，人口老龄化将给我国社会、经济、政治各方面带来巨大挑战。一方面，老龄化的迅速发展不仅会影响我国的养老社会保障体系、国家养老金等老年福利和老年服务支出，也会进一步加剧我国卫生费用支出的持续增长，这将对我国医疗卫生服务体系的健康运行造成一定影响；另一方面，老龄化趋势也进一步导致社会劳动力供给的缩减以及劳动生产率的下降，一定程度上将阻碍社会经济发展。同时，对一个家庭来说，老龄人口增加也会加剧子女赡养的经济负担和精神负担，甚至可能在一定程度上影响家庭的和谐与幸福。人口老龄化引发的负面影响日益凸显，是我国现阶段面临的一个重大研究课

题，如何应对这场"银发浪潮"？建设健康老龄化社会也是现阶段维护社会
和谐、建设"健康中国"的重大战略选择。

1987年5月，世界卫生组织（World Health Organization，WHO）在第
40届世界卫生大会上首次将健康老龄化作为一项全球性发展战略目标。健
康老龄化是指使大多数老年人保持较好的身心健康，拥有较好的智力、心
理、躯体、社会和经济功能状态，并让这五大功能的潜力得到充分发挥。
2017年我国卫生计生委发布的《"十三五"健康老龄化规划》指出，政府要
在健康老龄化事业方面发挥政策支持和引领作用，促进及维护老年人的健康
功能，维护和促进老年人口的身心健康水平，增强老年群众的幸福感。这一
政策精神进一步凸显了政府的责任担当和健康使命。一个国家或地区，若有
较大比例老年人的作用能够得到充分发挥，老龄化的负面影响将得到抑制或
缓解，其老龄化过程就可算是健康老龄化。作为21世纪全球战略的重要组
成部分，健康老龄化已成为面临人口老龄化挑战的所有国家共同重视的必然
选择和国家战略。

二、有效的健康老龄化需要政府、社会组织、社区、家庭和个人的协调配合

健康老龄化不仅是一个医疗保健目标，更是一项社会战略。健康老龄化
的核心理念就是以生命历程的视角来看待健康，即重视人生各阶段能够影响
老年期健康长寿和生活质量的各种因素，预防和减少危险因素，推进和增加
保障因素。实现健康老龄化是与各年龄段人群、各行各业都有关系的一项全
民性和全生命周期保健的社会系统工程。因此，有效的健康老龄化需要政
府、社会组织、社区、家庭和个人的协调配合，需要调动一切积极因素，深
度发掘社会资源，构建老年人的多元社会支持体系。

那么，如何建立有效的、政府参与的多方协调机制？如何调动社会各种
组织的广泛参与？如何使有限的健康老龄化资源得到较好的整合，发挥更大
的效力？近年来，关于社会资本理论的研究为解决这些问题提供了新思路。

三、社会资本理论为健康老龄化研究开拓了一个新领域

社会资本是近年来活跃于社会发展各个领域的无形资本形式，是社会学
与经济学交叉发展的产物。社会资本广泛存在于社会网络之中，个人或群体
能够通过其成员身份在网络中或更宽泛的社会结构中得到获取短缺资源的能

力。社会资本通过促进物质资本、人力资本、信息资本在人际关系网络中的流动和共享，将各种有形资本有机结合，共同发挥更大效力，从而降低交易成本、提高工作绩效，实现资本的增值功能。近年来，世界银行对社会资本给予了充分的重视并鼓励各个领域引入社会资本理论进行研究。

社会资本与健康老龄化之间存在着很大的契合性。一是社会资本与老年人身心健康的契合。社会资本是嵌入个人与他人、个人与社会之间的网络化结构模式，对于凝聚社会资源，满足社会公共物品的供给具有正向作用。与政府和养老机构提供的医疗卫生及保健服务项目相比，来自家庭和社区的健康照料更能对老年人的身心健康和社会适应能力产生积极影响。老年人对自身社会地位和角色的调适能力越强，对社会网络中的资源利用度越高，其健康水平也会相应提高；此外，教育、体育、科学、文化等宏观社会资本对老年人的健康也是必不可少的，这些社会精神文明因素的提高有利于创造良好的生活环境和健康的社会风气，使老年人以一种相对积极的心态和健康的生活方式安度晚年，从而实现老年人的身心健康。二是社会资本与老年人社会适应性的契合。活动理论认为，老年人具有和青年人大致相同的活动愿望，只是活动的速度和节奏放缓而已。在老年期，老年人只要在生理和心理上有足够的能力就应该积极参与社会活动，通过新的角色与互动来弥补和改善因社会角色中断所引发的消极情绪，从而使自身与社会的距离缩小到最低限度。在现实生活中，制约老年人社会适应性的因素往往表现为老年人缺少社会参与行为和过程所必需的物质和权力资源，而社会网络和社会资本能够有效弥补老年人在社会参与中的弱势地位，提高其社会适应性。三是社会资本与老年人健康保障体系的契合。从保障的内容上看，它不仅是老年人身心健康和生活的需要，还涉及老年人的基本权益、人格及尊严。就保障的主体和形式而言，它既包括政府提供的制度化社会保障和福利提供模式，也涵盖社会组织、社区、家庭和个人能够提供的各种非正式社会网络和资本。健康老龄化目标的实现依赖政府、社会组织、社区、家庭和老年人个体在互惠、信任和认同基础上的协同合作，在合作中，社会资源、网络与规范共同构成老年人健康、生活以及权利保障的基础。

以上阐述充分显示了社会资本与老年人健康的密切关系，也为健康老龄化领域引入社会资本理论提供了研究基础和指导思想，使得健康老龄化领域社会资本的开发成为可能和必要。可见，社会资本是健康老龄化研究的一个重要理论视角，在加快建设健康老龄化社会的过程中，正确引入并运用好社会资本理论具有广阔的发展空间与应用前景。

第二节　社会资本与健康老龄化研究目的与意义

　　面对日益加剧的人口老龄化以及有限的老年人健康保健资源，特别是中国在"未富先老"的社会状态下，人口老龄化给医疗卫生系统带来的巨大挑战，社会资本理论以独特的视角，为建立有效的政府、社会组织、社区、家庭和老年人个体在互惠、信任和认同基础上的协同合作机制，较好地整合和充分挖掘潜在的社会资源，为其发挥更大的作用提供了新思路。

　　由于社会转型加速和人口老龄化的双重压力，以往消极和单一的老年福利供养模式已丧失其物质基础和操作空间，更造成老年人社会资本的严重匮乏，要实现健康老龄化的战略目标，就必须广泛动员社会各界力量，深度培育和发掘老年人社会资本。社会资本虽然不能取代有形资本，但是能够将各种有形资本有机结合，共同发挥更大的效力。因此，将社会资本作为一种重要的无形社会资源加以开发和利用，是一种低投入高产出的社会策略，对有效调动一切资源要素，实现健康老龄化领域的资本增值，促进人口老龄化事业低成本可持续发展，具有重要的现实意义。

　　本书介绍了社会资本测量指标体系和健康老龄化测量指标体系，通过对社会资本和健康老龄化的测量，探索对健康老龄化起作用的社会资本要素及其影响因素，分析社会资本在健康老龄化中的作用，提出不同层面社会资本的开发策略。

　　一是微观层面社会资本对老年人个体综合健康的作用：分析比较老年人个体社会资本指标与综合健康指标的关系，探索对健康老龄化起作用的微观社会资本要素及其影响因素。

　　二是组织层面社会资本与健康老龄化组织的关系：探讨养老服务组织以及组织绩效提升的社会资本要素，分析社会资本在组织层面发挥作用的机制。

　　三是宏观层面社会资本与健康老龄化领域的关系：分析比较宏观社会资本指标与健康老龄化指标的关系，探讨健康老龄化领域宏观层面社会资本的构成要素及其在健康老龄化中的作用和影响。

　　本书将既往健康老龄化相关研究上升到社会资本理论高度，系统、全面地阐述健康老龄化领域社会资本功效，探索对健康老龄化起作用的社会资本要素及其影响因素，分析社会资本在健康老龄化中的作用。这一方面有助于发掘并有效利用潜在的无形资源，促进健康老龄化领域的物质资本、人力资本、信息资本的有效整合和合理分配；另一方面为健康老龄化研究开拓新的思路、注入新的活力。无论是从社会资本的理论研究角度考虑，还是从科学的健康老龄化的实际意义考虑，将这种研究进行恰当的理论提升，无疑是非常必要和及时的。

第三节　社会资本与健康老龄化研究内容与方法

社会资本与健康老龄化研究旨在从社会资本理论视角，探讨与健康老龄化相关的社会资本要素，分析这些要素在健康老龄化中的作用和功能，为国家或地区研究健康老龄化水平、评估政策效果和制定健康老龄化国家战略提供参考。具体目标：①根据人口老龄化趋势，探讨社区健康老龄化理论内涵和外延；②探讨健康老龄化相关社会资本内涵，确定不同层次社会资本核心要素；③构建健康老龄化及其社会资本测量指标体系，测量不同层面健康老龄化水平和社会资本水平；④探索对健康老龄化起作用的社会资本要素及其影响因素，分析社会资本在健康老龄化中的作用和功能。

一、社会资本与健康老龄化研究内容

（一）基础理论

社会资本与健康老龄化研究的基础理论主要包括社会资本理论、人口老龄化理论及其健康老龄化理论等。其主要采用文献研究方法：一是厘清健康老龄化概念的内涵和外延，对健康老龄化的宗旨和目标、健康老龄化的测量与社会效果评价等进行解析和阐述，特别关注健康老龄化的内涵、分析维度、测量等基本理论问题；二是厘清社会资本要素与健康老龄化概念的关系，并对国内外社会资本与健康老龄化相关理论与实践等进行系统分析综述，明确健康老龄化领域社会资本理论内涵，为今后的相关研究提供理论支持。

（二）老年人社会资本与多维健康的关系

开展老年人社会资本与多维健康关系研究的系统思路是：首先，研制老年人多维健康测量工具和老年人微观社会资本测量工具；其次，使用多维健康测量工具和老年人微观社会资本测量工具，对某（样本）人群进行多维健康测量和微观社会资本测量，得到该人群的多维健康指标数据和微观社会资本指标数据；最后，采用 Logistic 多元统计回归模型探讨老年人社会资本与多维健康各维度之间的统计学关系，并提出相关策略。

（三）养老服务组织社会资本与组织绩效的关系

养老服务组织社会资本与组织绩效关系研究包括：①研制养老服务组织社会资本测量工具与组织绩效测量工具；②使用养老服务组织社会资本测量工具与组织绩效测量工具，对某（样本）组织开展社会资本测量工具与绩效测量，得到组织社会资本指标数据和组织绩效指标数据；③采用 Logistic 多元统计回归模型，将对组织绩效有影响的组织基本情况作为各维度的控制变量纳入模型，进而探讨组织社会资本各维度与组织绩效各维度之间的统计学关系；④采用自行设计访谈提纲，对某（样本）地区市级、县 / 区两级老年服务相关机构的领导和工作人员进行访谈，全面收集养老服务体系和养老服务网络建设情况、养老工作涉及的其他相关组织参与为老服务的情况、老年服务相关机构之间的协作情况等，为提升养老服务组织社会资本策略开发提供基础。

（四）宏观社会资本与健康老龄化

宏观社会资本与健康老龄化研究应首先确定宏观社会资本的测量指标和健康老龄化测量指标；其次，使用宏观社会资本的测量指标和健康老龄化测量指标对某（样本）人群进行调查，获得宏观社会资本指标数据和健康老龄化指标数据；最后，采用强迫进入法等探讨宏观社会资本与健康老龄化各维度之间的统计学关系，并提出相关策略。

（五）健康老龄化评价工具研制

健康老龄化评价工具研制是在国内外健康老龄化测量研究的基础上，从社会学、人口学、医学和健康老龄化等综合角度出发，构建科学适宜的区域健康老龄化评价指标体系及其测量工具，其目的是测评不同区域"健康老龄化"实现的程度和同一区域不同时期健康老龄化水平。具体包括：①界定健康老龄化评价内涵和维度，构建区域健康老龄化评价理论框架；②研制健康老龄化评价指标体系及其测量工具；③对构建的指标体系及其工具进行现场预试验，依据预试验结果，对指标体系及其测量工具进行调整完善。

二、社会资本与健康老龄化研究方法

社会资本与健康老龄化研究必须综合运用多种方法来开展，除了使用常规的专题研讨、专家访谈和 Delphi 法等外，还要考虑以下方法。

（一）文献分析法

通过网络检索，查阅国内外社会资本相关文献资料，了解国内外社会资本和健康老龄化等方面的研究成果，探究社会资本和健康老龄化理论内涵、分层、评价指标、调查和评价方法，建立社会资本和健康老龄化测量条目库，并开展文献系统的评价。主要网络资源有：PubMed、EBSCO、ELSEVIER 等外文数据库以及中国期刊全文数据库、中文科技期刊数据库、万方数据库等中文数据库，百度、谷歌和必应搜索引擎。

（二）meta 分析

由于社会资本和健康老龄化的测量还没有统一的标准，所以，设计可靠、有效、与健康老龄化相适宜的社会资本测量指标和健康老龄化测量指标就成为需要解决的关键问题。在系统文献复习的基础上，对收集的相关文献资料，采用 meta 分析法计算综合统计量的方法，评价研究中所涉及的指标作为测量相应社会资本的可靠性和有效性（信度和效度）。

（三）结构方程模型

社会资本理论数学模型的构建引入了结构方程模型处理潜变量及其指标。结构方程分析是基于变量的协方差矩阵分析变量之间关系的统计方法。结构方程模型是验证性因子模型和因果模型的结合，可分为测量模型和结构方程模型两部分。

测量模型描述变量与指标之间的关系，通常用如下方程表示：

$$X = \Lambda x \xi + \delta$$
$$Y = \Lambda y \eta + \varepsilon$$

其中，X 为外源观测变量组成的向量；Y 为内源观测变量组成的向量；Λx 为外源观测变量与外源潜在变量之间的关系，是外源观测变量在外源潜在变量上的因子负荷矩阵；Λy 为内源观测变量与内源潜在变量之间的关系，是内源观测变量在内源潜在变量上的因子负荷矩阵；δ 为外源观测变量 X 的误差；ε 为内源观测变量 Y 的误差；ξ 与 η 分别是 X 与 Y 的潜在变量。

结构模型描述潜变量之间的关系，通常写成如下结构方程：

$$\eta = \beta \eta + \Gamma \xi + \zeta$$

其中，η 是内源潜在变量；ξ 是外源潜在变量；β 是内源潜在变量 η 的系数矩阵，也是内源潜在变量间的通径系数矩阵；Γ 是外生潜变量 ξ 的系数矩阵，也是外源潜在变量对相应内源潜在变量的通径系数矩阵；ζ 为残差，是模式内未能解释的部分。

（四）现场调查法

老年人群和相关机构的现场调查使用健康老龄化测量工具和社会资本测量等工具。

1. **调查对象与抽样方法**　按照社会资本的维度可将调查对象分为两大类：一类是在微观层面以分析社会资本与老年人多维健康为目的，调查对象为 ≥ 60 岁的老年人。对于抽取到的智力发育不正常的老年人、语言表达障碍、交流障碍的老年人，则询问其家人或监护人，如找不到监护人或监护人对其状况不甚了解，则将该老人从库中剔除。另一类是在中观层面以分析养老服务组织社会资本与组织绩效关系为目的，调查对象为开展老年服务工作的养老服务组织，涉及类型涵盖目前养老服务市场中的公办类、民办类，不仅包括解决老年人住、养问题的单一养老机构，也包括文化组织、社区家政、智慧平台等新型养老服务组织。为保证问卷填写质量，要求填表人为非常熟悉组织基本情况的核心成员，包括组织创办人、负责人和核心管理人员。

现场调查可采用整群与随机抽样相结合的方法：在某地区经济发达、中等发达和欠发达的市中各抽取 1 个市；然后从不同类型的市中分别抽取经济较发达和欠发达的县（区）各 1 个；在每个县（区）中，从经济较发达及欠发达两类街道（乡镇）中再各随机抽取 1 个街道（乡镇），最终确定抽取 12 个样本点开展调查。根据既往经验，在各样本点中分别抽取 150 名 60 岁以上老年人可以满足研究样本量的需要，对养老服务组织的调查可以抽取 10 个包含公办、民办和其他类养老服务组织，每类按照 5 : 4 : 1 简单随机抽样抽取被调查的组织，不足 10 个组织的调查点按照整群纳入当地全部养老服务组织。

本书在分析个体社会资本与养老服务组织绩效和中观社会资本与养老服务组织绩效时，采用笔者在某地区进行研究的样本（1 810 名 60 岁以上老年人、114 个养老服务组织）作为调查分析案例，以揭示社会资本与健康老龄化关系的系统研究过程；选取全国老龄工作委员会办公室（全国老龄办）/民政部门、卫生服务部门、志愿者组织、老年协会四大类机构的负责人及养老服务组织的负责人或核心管理人员开展关键知情人访谈，为开发提升养老服务组织社会资本存量提供研究基础。

2. **调查方式**

（1）问卷调查：可采用入户问卷调查，由安徽医科大学博士、硕士研究生调查员一对一辅助调查对象填写问卷。为保证问卷的质量，在调查之前，对调查员统一进行关于调查问卷内容的系统培训，以及面对面调查的询问方法和技巧。要求调查员在辅助调查对象填写问卷的过程中，及时核查问卷填写的正确性，以确保调查数据的可靠性和完整性。

（2）定性访谈：自行设计访谈提纲，对被调查地区市级、县/区两级老年服务相关机构领导、工作人员进行访谈，全面收集养老服务体系和养老服务网络建设情况，包括老年服务相关机构类型和功能，各机构的职责、工作规范、工作方式、工作能力和力度、可持续发展等；养老工作涉及的其他相关组织参与为老服务的情况，包括参与程度、共同的责任和义务。一方面了解养老服务组织与老年服务相关机构之间的协作情况，包括相互之间的了解、认可、信任、信息交流、互相支持及其冲突的解决等；另一方面了解社区层面老龄事业工作进展、社区健康老龄化工作考核目标及健康老龄化工作需求，为指标建议标准值的确定提供信息参考。

3. 调查工具及调查内容　研究可根据现场调查的需要，把各种测量工具整合成包括《社会资本与老年人多维健康调查问卷》《养老服务组织基本情况及社会资本测量问卷》《社区健康老龄化评价指标体系及其测量工具》等在内的调查工具。

（1）《社会资本与老年人多维健康调查问卷》包括一般情况量表、老年人社会资本评价量表、老年人个体多维健康情况评价量表三大部分。

1）一般情况问卷：包括姓名、年龄、婚姻状况、文化程度、吸烟饮酒等一般社会人口学特征。

2）老年人社会资本评价量表：首先，基于社会资本理论，采用专题研讨和专家咨询的方法，探讨适宜研究的社会资本各构成要素特征；其次，在以往研究的基础上，制定老年人的个体社会资本测量指标体系及其测量工具，并通过专家咨询法进行完善；最后，对个体社会资本测量指标体系进行现场预试验，基于现场调查数据，采用因子分析法、内部一致性分析法等对指标体系进行信效度分析及其修改完善。老年人社会资本评价量表应包括社会参与、社会支持、社会联系、信任、归属感、互惠6个维度。

社会参与维度：主要是调查老年人近一年内参与正式团体、非正式团体，担任小区/村庄志愿者，参加小区/村庄开展的为民服务情况等。

社会支持维度：主要是了解当老年人遇到困难时，是否有人或非正式团体提供精神和物质上的支持。

社会联系维度：主要是衡量老年人与子女、亲戚、朋友／邻居、居委会／村委会联系的密切程度。

信任维度：是了解老年人信任家人、朋友、同一个小区／村庄、居委会／村委会、村医／诊所医生、综合医院医生的情况。

归属感维度：包括老年人对小区／村庄发生的事情比较关注、认为小区／村庄比较和谐、是否喜欢现在居住的小区／村庄、进入小区／村庄是否有家的感觉以及让其搬离该小区／村庄会不会有不舍的感觉等。

互惠维度：是了解老年人当亲戚、邻居／朋友以及陌生人有困难时是否主动帮忙。

3）老年人个体多维健康情况评价量表：通过文献研究，比较分析国内外各种多维健康量表，选择以 1975 年美国杜克大学老龄化研究中心创立的美国老年人资源与服务（Older Americans Resources and Services，OARS）量表汉化版为基础进行修订；结合研究目的，将老年人个体多维健康测量的指标体系确定为躯体健康、日常生活能力、心理健康、认知功能、经济状况以及社会资源 6 个维度，并增添自感健康的评价指标，通过专家研讨修改完善，形成老年人多维健康测量量表。

躯体健康：指通过询问老年人及其亲属，了解其患病情况以及患病是否及时采取预防控制措施、牙齿、视力、听力、体育锻炼情况等。

日常活动能力（activities of daily living，ADL）：目前广泛用于测量老年人的日常生活能力，评估方法简单，涵盖了进食、沐浴、日常清理、如厕、大小便控制、打电话、做家务等基本的日常生活能力。Sainsbury 等人研究表明，ADL 量表对于认知功能正常的老年人具有良好的信度，内部一致性信度显示，其 Cohen's κ 值为 0.41 ~ 0.60。ADL 量表不仅可以测量身体活动功能，还能反映社交功能，包括按时吃药情况、处理财务的能力等。Lawton 研究指出，此量表各项目之间相关性为 0.85，效度好。

心理健康：采用美国杜克大学华裔教授 Zung 于 1964 年研发的抑郁测评量表测量。该表于 20 世纪 80 年代引入中国，测试结果信度、效度较好，与国外无差异。实际应用中，针对老年人的一些特点，在 Zung 抑郁量表基础上，删除部分条目，增加老年人最近一周的心态、情绪、睡眠、体重变化、对未来的期望、头脑是否清楚、做事能否提起兴致等问题。每一个条目均分为 4 级评分，频率为从不到经常。

认知功能：主要询问老年人对过去从事工作的记忆，对时间是否有准确清晰的认知，对地理、空间、判断的认知，以及自我记忆力水平评价。

经济状况：通过了解个人及家人的平均收入、经济来源以及是否有医疗保险、养老保险、收入水平能否满足消费需要等方面来评估老年人的经济状况。

社会资源：参照美国杜克大学 OARS 中文版的社会资源部分，询问老年人在过去一周与亲朋好友联系的频率、是否常有孤独感、想见的朋友是否经常能够见到等。

（2）《养老服务组织基本情况及社会资本测量问卷》：包括填表人基本情况、组织基本情况、组织绩效评价、组织社会资本 4 部分。

1）填表人基本情况量表：包括性别、年龄、学历、专业、资质、在组织中承担的工作、工作时间等七大类个人信息。

2）组织基本情况量表：综合文献和资料收集基础，组织基本情况由组织名称、组织成立时间、所属类型、是否注册、承担业务、收住老人类型、资金来源、组织人员规模、年补贴金额、床位数、床位使用率等情况构成。

3）组织绩效评价量表：从服务基础、服务过程 2 个层次，分为基础设施绩效、计划与执行力绩效、拓展业务绩效、管理绩效、卫生保健绩效、辅助服务绩效 6 个维度。

基础设施绩效：了解组织内的基本设施、设备配置情况。

计划与执行力绩效：了解组织内制订协议及规划完成情况。

拓展业务绩效：了解组织在一些上门服务的其他类业务方面的开展情况。

管理绩效：了解组织的规范设计及实施情况。

卫生保健绩效：了解组织的日常医疗保健能力、医养结合程度和医疗周边设备配置程度。

辅助服务绩效：了解组织为服务对象开展的代购物、就医情况。

4）组织社会资本量表：从关系型、结构型、认知型 3 个层面，开发适用于养老服务组织的社会资本测量问卷，采用主成分分析法提取养老服务组织社会资本公因子，分别从网络参与、规范、互动、信任、支持、共同愿景 6 个维度进行测量。

网络参与维度：了解组织和其他养老服务组织、社区居委会等之间开展活动的密切程度。

规范维度：了解组织的规范设立和开展等情况。

互动维度：了解组织与上级机构、组织成员之间和组织成员与服务对象之间的关系与互动。

信任维度：了解服务对象对组织的信任和组织成员之间的相互信任程度。

支持维度：了解组织开展日常业务中上级主管部门和其他养老服务组织给予的帮助。

共同愿景维度：了解养老服务组织对国家制定的老龄事业战略规划、组织的项目工作和组织对发展目标的认同程度，及其他组织工作现状的了解程度等。

（3）《社区健康老龄化评价指标体系及其测量工具》：共有 5 个一级指标，16 个二级指标，37 个三级指标，详见第二章表 2-6。

（五）资料整理与分析

现场调查资料经收集、整理后，统一编码，使用 EpiData 3.1 软件建立数据库，并对数据进行双录入实时校验来保证数据的准确性，录入完成后，采用 SPSS18.0 软件对数据进行统计学分析，用 AMO21.0 进行结构方程的验证性因子分析，用 UCINET6.212 对养老服务组织与其他机构的外部社会网络进行可视化分析。定性资料在征得调查对象同意之后进行录音，再对录音资料进行转录，整理汇总文字性资料由 NVIVO11.0 进行编码分析。

1. 宏观社会资本测量指标和健康老龄化相关指标及其数据的获得

（1）宏观社会资本测量指标：可从世界幸福指数调查中的"社会支持"和世界价值观调查中"对一般人的信任""对政府的信任"3 个指标数据获得。社会支持调查的问题是："如果您遇到困难，是否有亲戚朋友可以在您需要的时候帮助您？"对一般人的信任问题是："一般来说，您认为大多数人是可以信任的，还是和人相处越小心越好？"对组织的信任问题是："您对下面这些组织的信任程度如何？是很信任、信任、不太信任，还是根本不信任？"（逐项提问，选项包括文化信仰团体、军队、新闻出版业、电视台、工会、警察、法院、政府及其组成部门、大学、大企业 / 大公司、银行、环境保护组织、妇女组织、慈善组织或公益组织、亚太经合组织、联合国。）

（2）健康老龄化相关指标及其来源

世界幸福指数调查：指标包括人均国内生产总值、基尼系数、期望寿命。

全球年龄观察指数调查：①收入安全性，包括养老金收入覆盖程度、老年人贫困率、老年人相对福利水平、人均国内生产总值 4 个二级指标。②健康状况，包括 60 岁的预期寿命、60 岁的健康期望寿命和心理健康状况 3 个二级指标。③就业与教育能力，指老年人在就业、受教育等方面获取资源及影响健康的能力，体现老年人群体社会适应力，包括老年人就业状况、老年人受教育程度 2 个二级指标。④赋能环境，包括：社交联系面、身体安全、公民自由、公共交通方便性 4 个二级指标。

2. 统计分析　根据研究内容及数据类型选择合适的统计分析方法，具体如下。

（1）描述性分析：计量资料使用均数 ± 标准差或中位数 ± 四分位间距，二分类资料用中位数划分，三分类资料用第 25 百分位数（P_{25}）和第 75 百分位数（P_{75}）划分；计数资料采用使用率或构成比，并用卡方检验进行比较，检验水准 $\alpha = 0.05$。

1）老年人个人社会资本得分：问卷采取李克特五分法，1 ~ 5 分分别对应"非常不符合""不太符合""一般""比较符合""非常符合"的评分，调查对象按照相应符合项打分。各维度得分之和为社会资本总分。由于社会资本总分不呈正态分布，本研究依据社会资本总分的中位数将社会资本进行二分类，高于中位数的定义为高水平社会资本，低于中位数的定义为低水平社会资本，在进行相关分析时将总分按照≥中位数赋值为 1，<中位数赋值为 0，转换成为二分类变量。

2）养老服务组织社会资本得分：同样采取李克特五分法，1 ~ 5 分分别对应"非常不符合""不太符合""一般""比较符合""非常符合"的评分，各维度相加总分为社会资本总分。另外，社会资本总分以 6 个维度（F_1 为规范、F_2 为共同愿景、F_3 为信任、F_4 为网络参与、F_5 为支持、F_6 为互动）中各个因子对应的方差贡献率占总贡献率的比重为权数（表 1-1）。设计为各因子反映社会资本总分的综合模式。

$$S_{总} = 0.277F_1 + 0.265F_2 + 0.131F_3 + 0.130F_4 \text{ 与 } + 0.108F_5 + 0.090F_6$$

表 1-1　社会总分模型中各因子 / 公因子权数

因子	贡献率 /%	累计贡献率 /%	θ 值
F_1（规范）	19.367	19.367	0.277
F_2（共同愿景）	18.547	37.914	0.265

续表

因子	贡献率/%	累计贡献率/%	θ值
F_3(信任)	9.151	47.065	0.131
F_4(网络参与)	9.077	56.142	0.130
F_5(支持)	7.551	63.693	0.108
F_6(互动)	6.314	70.007	0.090

3）老年多维健康得分：以美国杜克大学老龄化研究中心的 OARS 量表汉化版为基础，结合具体情况进行修订，将老年人个体多维健康测量的指标体系确定为躯体健康、日常生活能力、心理健康、认知功能、经济状况以及社会资源 6 个维度，并增添自感健康评价指标，并经专家研讨修改完善，形成老年人多维健康测量量表。

4）组织绩效得分：养老服务组织绩效量表采用二分类评分方式，"是""否"分别赋值 1 分与 0 分，将各维度所得分数相加即为本部分绩效总分。按照组织绩效总分的中位数将组织绩效进行二分类，按照≥中位数赋值为 1，＜中位数赋值为 0，转换成为二分类变量。

（2）连续型变量转分类变量：个人基本情况、组织基本情况中的连续性变量，按照分析需要进行二分类赋值时，均采用中位数作为分类的截点值；进行三分类赋值时，均采用该变量的上、下四分位数（P_{25}，P_{75}）作为分类的截点值。从低水平到高水平，从 0 开始赋值。多分类变量设置哑变量时，以第一分类为对照。根据研究需要采用 Enter 法（强迫进入）和似然比检验（向前逐步法）筛选剔除变量。

（3）信效度检验：对于老年人社会资本测量问卷和养老服务组织社会资本测量问卷、组织绩效问卷采用内部一致性系数 Cronbach α 检验信度。α 系数的计算公式为：

$$\alpha = \frac{K}{K-1}\left(1 - \frac{\Sigma S_i^2}{S_x^2}\right)$$

其中，K 为整个调查表的条目数，S_i^2 为第 i 个条目得分的方差，S_x^2 为整个调查表得分的方差。效度分为内容效度、结构效度和标准关联效度。内容效度经过复习大量的文献、专家研讨、预调查等工作得以认可。机构效度采用因子分析检测，评价指标包括累计贡献率和因子载荷。

（4）因子分析：分为探索性因子分析和验证性因子分析。探索性因子分析一般用来确认量表因子结构的模型，通常考虑的是要决定多少因子及因子的负荷量问题。探索性分析常用于理论的产出，而验证性分析常用于理论的检验。本书中因子分析采用先探索性分析再验证性分析的方法，对社会资本模型进行探索及检验。验证性因子分析采用结构方程模型（structural equation model，SEM）来进行。SEM 是基于变量协方差矩阵，分析变量之间关系的统计方法，可以将测量与分析整合为一，同时估计模型中的测量指标、潜变量。社会科学领域有很多潜在变量无法准确测量，SEM 可以很好地处理这些问题，借一组观察变量（指标、条目）来测量，因此 SEM 又称为潜变量模型，可以提供一种弹性及有效度的方法，同时处理传统的探索性因子分析及路径分析的问题。

第二章 社会资本理论与健康老龄化测量工具

第一节　社会资本相关理论

一、社会资本理论概述

自 1980 年法国社会学家 P. Bourdieu 正式提出"社会资本"概念以来，社会资本就作为一种新的资本形式受到学术界的广泛关注，众多社会学家对其进行了研究和界定。不同学者对"社会资本"有不同的理解，具有代表性的观点有 3 种：资源观、能力观和社会规范观。持资源观的学者认为，社会资本是一种存在于社会结构关系中的资源，可以创造价值，使各种资源要素得到增值。例如 Nahapiet & Ghoshal（1998 年）认为，社会资本是镶嵌在由个体或组织拥有的关系网络中的现实或潜在的资源总和。持能力观的学者认为，社会资本是一种获取稀缺资源的能力。例如，Aleiandro Portes（1998 年）将社会资本定义为个人通过他们的成员身份在网络或更宽泛的社会结构中获取稀缺资源的能力。社会资本是嵌入的结果，行动者通过"理性嵌入"或"结构嵌入"获得成员资格，从而得到获取短缺资源的能力。持社会规范观的学者则从规则、信任、制度等方面来论述社会资本。例如，Robert Putnam（1992 年）把社会资本解释为能够通过推动协调的行动来提高社会效率的信任、规范以及网络。世界银行（1998 年）对社会资本的定义是："社会资本通常指的是决定一个社会各种社会交互作用性质与数量大小的种种制度、关系和规范。"

根据美国社会学教授 Thomas F. Brown 的研究，社会资本可分为宏观、中观、微观 3 个层面。其中，宏观社会资本关注的是较为广泛的结构体系中的社会资本问题，如政治经济体系、社会文化、政策环境等，它对社会网络的构建、人们观念的形成、行为的约束等起着制度化和非制度化的作用。中观社会资本一般以特定的服务组织为研究对象，注重研究特定网络的结构化以及该网络中要素之间的相互联系、资源在此网络中的流动方式等。微观社会资本则重点讨论个体通过社会网络调动资源的能力，包括对组织机构的信任、对网络内其他个体的信任、基于自愿基础上的参与公共事务的积极性、与他人形成关系网络的广度和密度等。

社会资本作为一种无形资本或者说是非物质资本，通过有效整合物质资本、人力资本和信息资本等经典资本形式创造社会效益和个人效益。社会资本最主要体现的是一种社会网络，通过社会网络这种方式建立联系，有利于成员间的合作和彼此信任，从而减少了时间、精力与费用的耗费。社会网络能提供信任机制，有利于节约交易成本。近年来，世界银行对社会资本给予了充分的重视并鼓励各个领域引入社会资本理论进行研究。

二、社会资本理论的代表人物

社会资本的概念发展至今，学界普遍认为，社会资本的理论模型和分析框架主要得益于布迪厄（Pierre Bourdieu）、科尔曼（James Coleman）、普特南（Robert Putnam）、波茨（Alejandro Potts）和林南（Lin Nan）5位学者的学术成就。绝大多数关于社会资本的理论分析和实证研究，基本上可以囊括在以上学者的理论框架里面。

（一）布迪厄的社会资本理论

众所周知，社会学者布迪厄是以研究文化社会学著称的，其理论体系往往被冠以为"文化资本论""文化再生产论"的标签。在其早期研究中，我们可以感受到他摆脱社会学理论中结构主义和社会决定论倾向的努力和尝试，他力图通过"'惯习''场域'等概念装置来实现'主体性回归'和'结构变动的可能性'"。布迪厄把资本划分成经济资本、社会资本和文化资本。经济资本以金钱为符号，以产权为制度化形式。社会资本以社会声望、社会头衔为符号，以社会规约为制度化形式。而文化资本则以作品、文凭、学衔为符号，以学位为制度化形态。而聚焦在社会资本方面，这一概念是从布迪厄对社会空间的研究中衍生而来的。布迪厄对社会资本的定义如下："（社会资本是）实际或潜在资源的集合体，它们与或多或少制度化了的相互认识与认知的持续关系网络联系在一起，通过集体拥有的资本的支持提供给他的每一个成员。它从集体拥有的角度为每个成员提供支持，在这个词的多种意义上，它是为其成员提供获得信用的'信任状'"。布迪厄明确地对社会资本的构成进行了剖析：一是社会关系本身，它使个人可以摄取被群体拥有的资源；二是这些资源的数量和质量。同时，分析重点在于经济资本、文化资本、社会资本及符号资本的相互转化。因此，学界普遍认为，"布迪厄明确了社会资本存在于社会网络中，社会资本的积累和投资有赖于行动者可有效动员的关系网络规模。一般认为，布迪厄开创了社会网络分析的社会资本研究"，实际上这也被后续的研究者所采纳和吸收（比如科尔曼的社会资本理论）。尽管社会资本的理论和概念没有在布迪厄的学术体系中得到进一步的发展，但不能否认"在把社会资本概念引入当代社会学语境的学者中，布迪厄的分析在理论上最为精练"。

（二）科尔曼的社会资本理论

科尔曼被认为是对社会资本进行概念界定和理论厘清的第一人。关于社会资本的研究聚焦于社会结构要素，根据社会资本的功能，科尔曼将其定位为"个人拥有的社会结构资源"，"它并不是一个简单的实体，而是由具有两种特征的多种不同实体构成的，它们全部由社会结构的某个方面组成，它们促进了处在该结构内的个体某些行动"。科尔曼清晰并系统地归纳了社会资本的 4 种特征（生产性、不完全替代性、公共性、不可转让性）以及 5 种表现形式（义务与期望、信息网络、规范和惩罚、权威关系以及多功能组织）。同时，科尔曼还指出了社会稳定程度、社会结构变迁、社会网络封闭性和意识形态等要素对社会资本的创造、保持和消亡的影响作用。可以说，科尔曼在将社会资本的社会学和经济学元素进行调和的尝试中取得了卓越的成就，也使得社会资本的概念和分析框架更加具体和可操作。然而，学界普遍认为其理论中关于社会资本的承载主体、社会资本的功能定义、社会资本的副作用等的阐释和论述值得商榷。甚至科尔曼本人也质疑性地提出："社会资本是否可以像金融资本、自然资本和人力资本一样，将成为社会科学中有用的一个定量概念，这有待于发现，它的当前价值主要在于社会系统中定性分析和运用定性指标进行定量分析的有效性。"综上所述，尽管存在诸多理论争议，科尔曼发展出的社会资本理论"为各个学科提供了一个重要的解释范式，是一个相当有发展潜力的理论生长点。特别是在中国这样一个差序格局的社会中，社会资本理论必将成为更加深入解析中国社会结构及其运行方式的重要分析框架。"

（三）普特南的社会资本理论

普特南的社会资本理论来源于政治学，并为后继学者吸取采纳运用于更广泛的学术范畴。他对社会资本理论最大的贡献在于对社会资本的界定和测量，早在其第一部对意大利制度改革的研究著作《使民主运转起来：现代意大利的公民传统》中，他就提出了衡量制度绩效的 12 个指标，通过实证研究验证并且指出，社会资本是指"社会组织的特征，诸如信任、规范以及网络，它们能够通过促进合作行为来提高社会的效率"。2000 年他在著作《独自打保龄球：美国社区的衰落与复兴》中明确提出了桥梁型社会资本（bridging social capital）和结合型社会资本（bonding social capital）以及社会资本的测量框架和 5 项测量指标，即社区组织生活的测量、参与公共事务的测量、社区志愿者精神的测量、非正式交往的测量和社会信任的测量。这一框架被称为"普特南框架"，"该框架是政治学、经济学等学科宏观社会资本测量的主要来源，其他社会资本的测量方法大多与这个框架有或多或少的联系"。尽管学界对于普特南研究方法和论证方式存在诟病，但毋庸置疑，其分析框架和实证思路使得社会资本研究从束之高阁的理论争辩进入了普通公众的日常生活视野，特别是其将"社会资本思想与公民组织和志愿者组织对政治参与和有效治理联系在一起"，为后续的经济学、社会学、心理学和社会医学的研究奠定了坚实的理论和方法论基础。

（四）波茨的社会资本理论

亚历山德罗·波茨是社会资本能力学说的旗帜性人物。波茨认为："社会资本指处在网络或更广泛的社会结构中的个人动员稀有资源的能力。获取能力不是个人固有的，而是个人与他人关系中包含着的一种资产。社会资本是嵌入的结果。"波茨的重要贡献在于把社会资本概念从自我中心层次扩展到更宏观的社会结构影响层次，把社会网络的特征也纳入社会资本的分析中。他区分了另外两种社会资本，"一是使价值和规范内在化或'价值内向投射'概念，即能够推动一个人建立社会联系，或者因为一般道德命令而把资源转让给别人。二是'动态团结'的概念，即能够推动一个人建立社会联系，或者因为认同内部人集团的需要和目标而把资源转让给别人"。此外，"沿着波茨的思路，我们可以把社会资本构想为一个有过程的、自我与社会结构之间因果互惠的能动结果"。特别值得注意的是，在波茨的观点里，社会资本也存在衰落的一面，这"完全不同于许多对社会资本进行中观和宏观分析的人们的观点，这些人无视维持社会联系的固有成本，错误地认为社会资本只是或永远是积极的"，这为后续各个学科研究社会资本的负向作用提供了理论指导和分析起点。

（五）林南的社会资本理论

林南被认为是对社会资本概念的表述、指标测量和理论模型的构建做出最大贡献的美国著名华裔社会学家，在社会资本研究中独树一帜。他在个体行动和社会结构的互动基础上把社会资本界定为"社会资本是嵌入于一种社会结构中的可以在有目的行动中摄取或动员的资源"。按照这一定义，社会资本的概念包括 3 种成分：嵌入于一种社会结构中的资源；个人摄取这些社会资源的能力；通过有目的的行动，个人运用或动员这些社会资源。林南把社会资本的功能概括为 4 个方面：第一，促进了信息的流动；第二，社会关系人可以对代理人（如组织的招募者或管理者）施加影响，这些代理人在有关行动者的决定（如雇佣或提升）中发挥着关键性作用；第三，社会关系资源及其被确认的与这个人的关系，也被组织及其代理人视作这个人的社会信任的证明，某些信任反映了个人通过社会网络和关系，摄取资源的能力；第四，社会关系被期待着强化身份和认可。林南对社会资本的定义虽然同布迪厄、科尔曼和普特南等人关于社会资本的界定有许多共同之处，但是由于强调了个体在社会资本形成与利用中的作用，这个定义又表现出了鲜明的特点。

林南的社会资本理论也是存在一定局限性的。第一，林南把社会资本界定为"在具有期望回报的社会关系中进行投资"是存在问题的：是否那些"不具有期望回报的社会关系中的投资"就不是"社会资本"了呢？虽然社会行动多数是有目的的和理性的，但是如果所有社会行动都受理性和目的支配，未免陷入理性选择论的沼泽。事实上，社会行动有别于经济行动，前者往往引起非预期后果。此外，那些目的性或功利性很明显的社会资本投资往往会带来消极的后果。第二，林南主张"开放网络更能带来丰富的社会资本"，这一命题在工具性行动中得到了验证，但不能有效地解释情感性行动。

三、社会资本的维度与类型
（一）结构、关系和认知型社会资本

尽管社会资本定义和测量莫衷一是，但是关于其核心概念和主要表现形式已达成一定的共识。社会资本的维度主要有两大分类方式。其中一种是按照社会资本产生不同阶段划分为结构、关系和认知型社会资本。交流、互动、参与是社会资本产生的基础，社会网络的密度或公民参与的形式是客观发生的行为，可被测量，构成了结构型社会资本的要素。在交流、互动及参与的基础上逐渐形成各种分享、互惠、信任以及支持的关系，构成了关系型社会资本的要素。参与者对这些关系有主观的感受，虽然不容易被客观测量，但可以被观察到，是介于结构和认知之间的社会资本属性。所以有些学者，尤其是健康领域的学者，更倾向于将其划分至认知型社会资本。在分享、互惠、信任与支持的基础上，主体之间形成的凝聚力、共同的价值取向和共同的愿景归属是主体的主观感受，不易被定量测量，成为认知型社会资本的要素。

（二）水平型社会资本和垂直型社会资本

社会资本的另一种分类方式则是依据社会资本的核心"关系"发生在不同的主体之间，将其划分为水平型社会资本和垂直型社会资本。水平型社会资本包括结合型（内聚型、紧密型）社会资本和桥梁型（桥接型）社会资本，前者是指同质的人或群体间的强连带关系（强连接），如家庭成员间、邻居间、朋友间或同事间；后者指不同民族、职业背景的人或群体间的弱连带（弱连接）关系，包括正式和非正式的社会参与。垂直型社会资本也叫连接型社会资本，是指权利、地位、资源不等的人或群体之间的关系，具有阶层性和不平等性。

图 2-1 是对目前常用社会资本测量分类的概括。

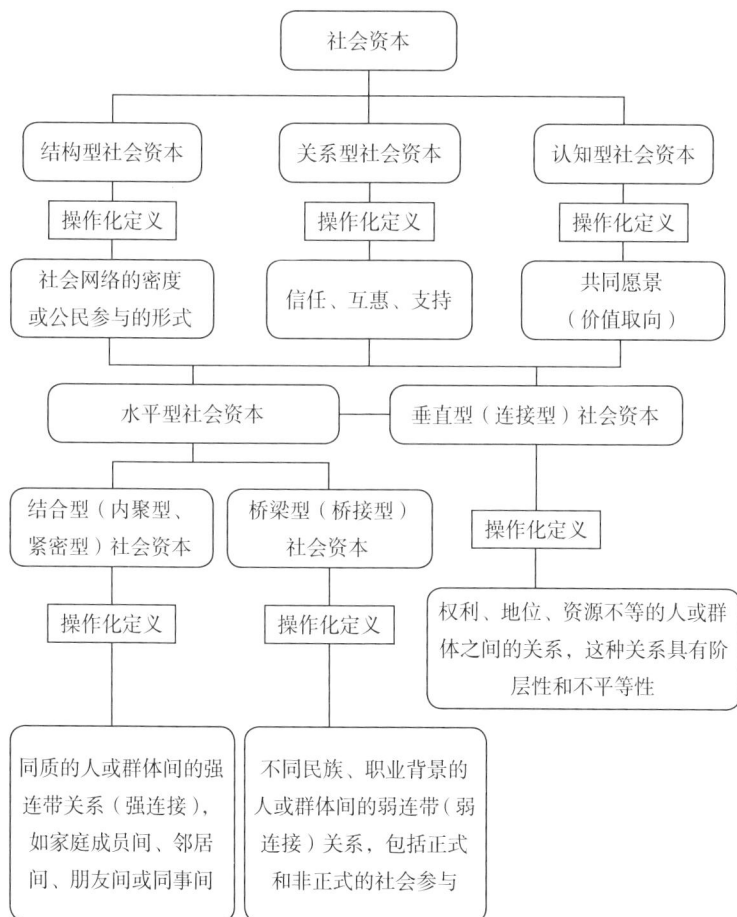

图 2-1 社会资本维度分类及可操作化的定义

四、社会资本的层次

综合社会资本的理论沿革和经验研究，结合本研究的重心，从研究视角、研究对象、研究构面、研究方法4个维度进行归纳总结。社会资本一般可以分为微观（个体）、中观（组织）和宏观（社会）3个层次。微观（个体）层面社会资本主要研究的是个体通过社会网络调动资源的能力，包括对其他个体的信任、参与公共事务的积极性，获得社会支持的数量和质量等；中观（组织）社会资本通常以特定的组织或机构为研究对象，包括特定网络的结构化以及该网络中组织之间的相互联系、各种资源在此网络中的流动方式等；宏观（社会）社会资本关注的是较为广泛的结构体系中的社会资本问题，如政治经济、社会文化环境、信任水平、组织参与等（表2-1）。

表 2-1 社会资本理论研究视角的归纳

项目	分类	关注点
研究视角	宏观	研究重点是社会资本的网络如何嵌入政治、经济及文化系统之中；学术重点在探讨国家、社会的社会资本存量、社会资本对国家(地区)运行效率、经济发展的作用
	中观	强调特定社会网络的结构化，企业、社区、团体等因其在社会结构中所处特定位置形成的资源获得能力
	微观	指社会实体(个人等)如何透过社会网络获取资源，包括情感支持、信息交换、交易机会等
研究对象	个人	个体如何通过运用社会资本，获取和使用嵌入社会网络中的资源
	群体	关注根植于集体内部行动者之间的联系，如何能增强集体凝聚力，从而促进集体目标的实现；重点探索互动、规范、信任、共同愿景等如何形成和维持
研究构面	结构型	主要关注结构嵌入，特别是关系网络的数量和质量如何影响着行动者获取他人支持的机会以及获取有价值资源的机会
	关系型	关注规范、信任、期望等源于行动者互动过程的要素如何影响个体、集团下一步的动机和行为
	认知型	不同行动主体间如何达成共同理解和一致的行动逻辑，如语言、符号、文化、习惯、共同愿景等

　　社会资本理论和方法的成长和壮大为各学科研究提供了强大的解释力，"因为它所囊括的范围太广，实际的观察和测量也更难。这一概念给人的感觉是，'社会资本是个筐，什么都可以装'，大到国家制度，小到人与人之间的关系网络"。正如罗家德所说，"社会化资本已经复杂到不再是一个可操作的概念，必须细分才能加以衡量"。因此，上述对于社会资本理论的视角、层次、对象的梳理和回顾，为社会资本研究提供了进一步可操作性的基础。

五、社会资本的测量

（一）微观社会资本的测量

　　在借鉴前人研究的基础上，结合我国老年人的基本特征，本书采用结构型社会资本和认知型社会资本分类标准。其中，结构型社会资本强调的是个体利用社会关系所做的事情，如社会支持、社会参与和社会联系。认知型社会资本强调的是在社会关系中个体感觉到的事情，是社会资本中的无形存在，如信任、归属感和互惠。本书中，通过常用和易理解的22个问题，测量了社会资本的核心构成要素，即社会参与、社会支持、社会联系、信任、归属感和互惠（表2-2）。

表2-2　社会资本核心构成要素测量相关问题

1 社会参与

1.1 近一年,您参加正式团体(党组织或民主党派、选举等)的情况

①从不　　②较少　　③一般　　④较经常　　⑤经常

1.2 近一年,您参加非正式团体(广场舞、老乡会、兴趣协会等)的情况

①从不　　②较少　　③一般　　④较经常　　⑤经常

1.3 近一年,您担任小区/村庄志愿者(协管员、楼道管理员等)的情况

①从不　　②较少　　③一般　　④较经常　　⑤经常

1.4 近一年,您参加小区/村庄开展的为老服务(如健康讲座、文体活动)情况

①从不　　②较少　　③一般　　④较经常　　⑤经常

2 社会支持

2.1 当您遇到困难时,有人为您提供精神上的支持(如安慰您)

①从不　　②较少　　③一般　　④较经常　　⑤经常

2.2 当您遇到困难时,有人为您提供物质上的支持(如借钱给您)

①从不　　②较少　　③一般　　④较经常　　⑤经常

2.3 当您遇到困难时,有组织或非正式团体为您提供精神上的支持

①从不　　②较少　　③一般　　④较经常　　⑤经常

2.4 当您遇到困难时,有组织或非正式团体为您提供物质上的支持

    ①从不   ②较少   ③一般   ④较经常   ⑤经常

3 社会联系

3.1 您和子女联系的密切程度

    ①从不   ②较少   ③一般   ④较经常   ⑤经常

3.2 您和亲戚联系的密切程度

    ①从不   ②较少   ③一般   ④较经常   ⑤经常

3.3 您和朋友 / 邻居联系的密切程度

    ①从不   ②较少   ③一般   ④较经常   ⑤经常

4 信任

4.1 您信任您的家人

    ①从不   ②较少   ③一般   ④较经常   ⑤经常

4.2 您信任您的朋友

    ①从不   ②较少   ③一般   ④较经常   ⑤经常

4.3 您信任和您同一个小区 / 村庄的人

    ①从不   ②较少   ③一般   ④较经常   ⑤经常

5 归属感

5.1 您对小区 / 村庄发生的事情比较关注

    ①从不   ②较少   ③一般   ④较经常   ⑤经常

5.2 您认为小区 / 村庄比较和谐

    ①从不   ②较少   ③一般   ④较经常   ⑤经常

5.3 您喜欢现在居住的小区 / 村庄

    ①从不   ②较少   ③一般   ④较经常   ⑤经常

5.4 您进入小区 / 村庄就有家的感觉

    ①从不   ②较少   ③一般   ④较经常   ⑤经常

5.5 如果让您从本小区 / 村庄搬走,您会舍不得

    ①从不   ②较少   ③一般   ④较经常   ⑤经常

6 互惠

6.1 当亲戚有困难时您会主动帮忙

    ①从不   ②较少   ③一般   ④较经常   ⑤经常

6.2 当邻居 / 朋友有困难时您会主动帮忙

    ①从不   ②较少   ③一般   ④较经常   ⑤经常

6.3 当陌生人有困难时你会主动帮忙

    ①从不   ②较少   ③一般   ④较经常   ⑤经常

（二）中观社会资本的测量

学界普遍认为，Leana 和 Van Buren 最先提出组织社会资本（organizating

social capital，OSC）的概念，他们将组织社会资本界定为"一种反映了组织内关系特征的资源，依靠组织成员的集体目标导向和分享信任实现"。Schneider 对组织社会资本的描述为"以非营利性为宗旨，依靠组织或社区中信任网络建立，且组织可以利用其实现它的目标"。Tsasis P 分析总结了以往组织层面社会资本研究存在的问题：①研究的重心多为社会资本在组织层面带来的结果，如创新能力、资源获取能力等，较少涉及组织间的互动、协调及合作。②大多数研究多为单维度的，如组织中的个体维度、组织内维度、组织间维度。这种单维度的分析倾向忽视了这样一个事实，即无论个人还是集体的行为，都是发生、嵌入组织环境中的。③组织社会资本的理论较少运用在非营利组织、非政府组织中，特别是欧美以外国家的这类组织中。国内主要以柯江林团队的社会资本开发维度为主。关于对中观社会资本关键要素的测量，可以结合我国老年服务组织的基本特征，采用结构、关系和认知型社会资本分类标准，从网络与互动、信任、支持、共同语言和共同愿景、规范 5 个维度实施（表 2-3）。

表 2-3　中观社会资本的测量维度

测量维度	测量条目	非常不符合→非常符合(打√)
D1 网络与互动	D1.1 本组织经常参加民政部门 / 社会工作协会举办的活动或培训	1　2　3　4　5
	D1.2 本组织经常与社会组织 / 协会合作举办活动	1　2　3　4　5
	D1.3 本组织经常与社区 / 居委会合作举办活动	1　2　3　4　5
	D1.4 本组织经常与其他养老组织合作举办活动	1　2　3　4　5
	D1.5 社会工作者 / 志愿者经常参加本组织举办的活动	1　2　3　4　5
	D1.6 组织内部成员之间的联系密切(定期会议、联谊等交流活动)	1　2　3　4　5
	D1.7 组织成员与服务对象关系良好	1　2　3　4　5
D2 信任	D2.1 本组织认同上级部门分配经费的公平性	1　2　3　4　5
	D2.2 本组织相信社区 / 居委会关于老龄事业的业务能力	1　2　3　4　5
	D2.3 本组织认同其他养老服务组织的开展老年服务的业务能力	1　2　3　4　5

续表

测量维度	测量条目	非常不符合→非常符合(打√)
D2 信任	D2.4 本组织承接比其他养老服务组织多的业务	1　2　3　4　5
	D2.5 服务对象/家属对养老组织的信任/支持度较高	1　2　3　4　5
	D2.6 公众对养老组织的信任/支持度较高	1　2　3　4　5
	D2.7 当组织成员临时有事时,他们很放心把工作任务交给其他成员来完成	1　2　3　4　5
	D2.8 组织成员对彼此信守承诺、言行一致	1　2　3　4　5
D3 支持	D3.1 本组织在工作中遇到困难时,上级部门常给予帮助	1　2　3　4　5
	D3.2 本组织在工作中遇到困难时,社区/居委会经常给予帮助	1　2　3　4　5
	D3.3 本组织在工作中遇到困难时,其他养老服务组织给予帮助	1　2　3　4　5
	D3.4 组织能为成员提供培训/进修机会等	1　2　3　4　5
	D3.5 组织成员遇到困难时,其他成员能及时给予物质支持	1　2　3　4　5
	D3.6 组织成员遇到困难时,其他成员能及时给予精神支持	1　2　3　4　5
D4 共同语言/共同愿景	D4.1 本组织认同上级部门制定的老年服务的战略规划	1　2　3　4　5
	D4.2 本组织了解老年服务领域其他社会组织的工作现状	1　2　3　4　5
	D4.3 本组织开展的老年服务工作经常得到社区相关单位的认同	1　2　3　4　5
	D4.4 本组织认同其他养老服务组织开展的服务工作成果	1　2　3　4　5
	D4.5 对老年服务的关键问题,本组织总是能与上级主管单位商讨达成共识	1　2　3　4　5
	D4.6 对国家老龄事业重大决策,本组织和其他组织间具有一致的理解与认识	1　2　3　4　5
	D4.7 组织成员都能较好地了解老年服务工作中所涉及的专业知识	1　2　3　4　5

测量维度	测量条目	非常不符合→ 非常符合(打√)
D4 共同 语言 / 共 同愿景	D4.8 组织成员了解日常交流中所使用专业语言和操作	1 2 3 4 5
	D4.9 组织成员认同组织总的战略发展方向	1 2 3 4 5
D5 规范	D5.1 本组织有较全面的日常管理规范	1 2 3 4 5
	D5.2 本组织有较全面的服务操作规范 / 标准	1 2 3 4 5
	D5.3 本组织内有较规范的绩效考核制度和奖惩制度	1 2 3 4 5
	D5.4 上级部门定期对本组织进行绩效考核和奖惩	1 2 3 4 5
	D5.5 组织成员在相处中有一套默认的行为规范和准则	1 2 3 4 5
	D5.6 组织成员熟悉并遵守工作流程和操作规范	1 2 3 4 5

（三）宏观社会资本的测量

目前国内外对宏观社会资本研究较少，研究难点在于宏观社会资本的可操作性定义，难以对宏观社会资本进行具体、科学的测量。由于宏观水平的社会资本定量测量需要耗费大量的人力、物力和财力，研究者大多使用二手统计数据分析他们关心的问题。在衡量社会资本水平时，目前学者们所用的数据大多来源于世界价值观调查（World Value Survey，WVS）或最新的欧洲社会调查（European Social Survey，ESS）、世界幸福指数调查。这 3 个数据库为进行社会资本实证研究的学者们提供了良好的平台。大多数学者将信任、支持和组织参与看作是社会资本的核心要素进行测量，如 Knack 和 Keefer 使用世界价值观调查的数据研究了 29 个国家的社会资本水平与经济增长的关系。Semih 等人通过使用欧洲价值观调查的数据，分析了社会资本、创新和人均收入之间的相互作用关系。我国学者潘峰华等使用世界价值观调查的数据分析了社会资本与区域发展差异的关系。可见，现有研究中对宏观社会资本的测量多由世界幸福指数调查中的"社会支持"和世界价值观调查中"对一般人的信任"和"对政府的信任"3 个指标代替。

第二节　健康老龄化基本概念

研究社会资本与健康老龄化相关问题除了要了解社会资本概念外，也需要了解健康老龄化的相关概念、内涵、要素和相关健康领域概念，以利于全面把握社会资本对健康老龄化的融入，并提供理论支持。

一、健康老龄化概述

"健康老龄化"一词最早出现在 1987 年的世界卫生大会上，而其首次受到世界关注则源于世界卫生组织（WHO）在第 40 届世界卫生大会（哥本哈根）上将其作为一项全球性发展战略目标。健康老龄化是指使大多数老年人保持较好的身心健康，拥有较好的智力、心理、躯体、社会和经济功能状态，并让这五大功能的潜力得到充分发挥。2015 年，WHO 在其发布的《关于老龄化与健康的全球报告》（简称《报告》）中更新了"健康老龄化"内涵，将其定义为"发展和维护老年健康生活所需的功能发挥过程"。《报告》中，WHO 首次将健康老龄化分为内在能力和功能发挥两个层次维度，其中内在能力强调个体生理与心理健康功能的整合，功能发挥则强调老年个体价值的实现。前者突显的是在老年人个体特征基础上自身维护和促进健康的能力，而后者突出的是其内在能力与环境的作用过程，较以往内涵强调个体自理期延长有了质的飞跃。2017 年，我国卫生计生委、国家发展改革委、国家中医药管理局、全国老龄办等 13 部门印发《"十三五"健康老龄化规划》，指出政府要在健康老龄化事业方面发挥政策支持和引领作用，促进及维护老年人的健康功能，维护和促进老年人口的身心健康水平，增强老年群众的幸福感。这一政策精神进一步凸显了政府的责任担当和健康使命。相关机构和专家也提出"成功老龄化""积极老龄化""生产性老龄化"等概念，但健康老龄化是各种老龄化目标的核心，实现健康老龄化可以使老年人病理性和社会性老化的因素减少到最低程度，最大限度地延长老年人参与社会经济发展的时间并延缓生理功能衰老，尽可能地保持生活自理能力，实现良好的社会效果，促进社会和谐。一个国家或地区的老年人中若有较大比例属于健康老龄化，老年人的作用能够充分发挥，老龄化的负面影响得到抑制或缓解，则其老龄化过程或现象就可算是健康的老龄化。

综上可见，健康老龄化的概念具有一定综合性，包含以下 3 个层面的意义：第一，健康老龄化是一个过程，是动态发展的，健康老龄化的实现需要积极的个人、社区和政府"投资"；第二，健康老龄化实现重点在于促进功能发挥，关键在于构建老年健康维护与促进体系；第三，健康老龄化本质是使老年人群体满意，保障老年人安享晚年。

二、健康老龄化的基本内涵

最早在我国提倡"健康老龄化"的是学者邹沧萍。"健康老龄化"概念一经提出便引起了学术界的广泛关注，掀起了学术界对健康老龄化研究的热潮。我国对健康老龄化的理解与认识主要来源于 WHO。WHO 一直是健康老龄化理论的提出者和倡导者，其健康老龄化内涵演变共经过 4 个阶段。第一个阶段，WHO 认为健康老龄化不仅需要延长人类的生物学年龄，还应该延长人类的心理年龄与社会年龄，使老年人在延长生命的同时具有较高的生命质量，此阶段，健康老龄化重在延长老年人群体健康期望寿命；第二个阶段，WHO 增加了"保障"和"参与"两个维度，强调健康照顾和老年人社会价值实现；第三个阶段，WHO 认为，健康老龄化是老年人在晚年保持躯体、心理和社会功能的健康状态，突出了健康功能的发挥；第四个阶段，就是 WHO 发布的《关于老龄化与健康的全球报告》中对"健康老龄化"内涵的更新，将其定义为"发展和维护老年健康生活所需的功能发挥过程"。

三、健康老龄化基本要素

健康老龄化基本要素在目前学术界没有统一的界定。彭嘉琳、吴丹（2001 年）指出，世界卫生组织于 1987 年 5 月在世界卫生大会上解释健康老龄化应包括老年人个体健康、老年人群体的整体健康和人文环境健康 3 个主要方面。何金定（1996 年）认为，健康老龄化内涵包含老年人个体健康、老年人家庭健康、老年人群体的整体健康和社会环境健康 4 个要素。李德明、陈天勇、吴振云等（2005 年）以及陶建平、蔡国兴（2017 年）认为，健康老龄化的基本要素是身体健康、心理健康、认知效能和文体活动。笔者的研究（2017 年）也显示，健康老龄化集中于老年人的躯体健康、心理健康、社会关系和环境生存质量 4 个方面。一般认为，健康老龄化基本要素应包括以下方面：一是健康老年人，涉及老年的个体健康（身体健康、心理健康和认知功能）、群体健康、整体健康等方面；二是维护、支持和促进老年健康的因素，如生存环境、社会环境等。

四、与健康老龄化研究相关概念

（一）多维健康

WHO 将健康定义为身体上、精神上和社会适应上的完好状态，而不仅是没有疾病或不虚弱。随着医学模式和医学观的发展，多维健康的概念深入人心。而在多维健康评价中最基本的工作就是确定评价的维度。一般认为，多维健康评价包括躯体健康、日常活动能力（ADL）、精神健康、经济状况和社会资源 5 个维度。多维健康强调从躯体健康、日常活动能力、心理健康、认知功能、社会资源等多个维度测量老年人整体健康水平，还强调老年人健康与社会经济状况的密切相关性，克服了传统单一地从自理能力、躯体健康等方面进行研究所带来的局限性。然而，以上评价维度未包括认知功能维度，而研究表明，认知功能也是健康老龄化的基本要素之一，认知损害会导致老年痴呆。因此，本书将认知功能也纳入多维健康评价中。

1. **躯体健康**　主要是指躯体没有任何生理失能情形（包括全身或部分瘫痪、肢体残缺、骨折等）；牙齿功能较好，听力和视力未受影响；没有身体疼痛；未患高血压、糖尿病、冠心病等慢性疾病。躯体健康评价可从老年人的自我感觉、慢性病的患病状况等方面来确定老年人所患疾病情况与健康自评方面，如老年人自己感觉目前整体的健康状况与去年比较所发生的变化。这种自我评价可以客观反映老年人的健康状况。

2. **日常活动能力**　广泛用于测量老年人的基本日常活动能力，囊括进食、沐浴、个人清理、如厕、穿衣、大小便控制、行走、上下楼等。每一项都有操作性定义，评估简单，是老年健康评估最重要的领域之一。日常活动能力（ADL）包括工具性日常活动能力（instrumental activities of daily living，IADL），后者主要用来评估复杂、需要执行比 ADL 更高能力的日常活动能力，如购物、洗衣做饭、按时服药、独立乘车等能力，是老年人维持社会活动的基础。

3. **心理健康**　有学者研究表明，约有 23.6% 中国老年人处于抑郁状态，且从 1987 年到 2012 年抑郁发生率越来越高。可以说，心理健康在多维评估中具有举足轻重的作用。心理健康的评价一般采用抑郁状态的评估，抑郁测量工具很多，笔者参考国内外文献，采用 Zung 抑郁自评量表测量老年人的心理健康状态。Zung 抑郁自评量表自引入国内以来，测量应用表明它适合我国抑郁症状测量。

4. **认知功能**　随着年龄的增长，身体各系统开始衰退，神经系统发生生物学改变，导致不同程度的认知功能衰退。认知功能是决定一个老年人能否独立生活的重要因素之一。认知功能健康主要测量调查对象能否忆起以往工作情况、是否清楚知晓日期和时间，以及能否分辨人的年龄及社会关系等。

5. **经济状况** 一般通过个人 / 家庭收入能否满足个人需要，是否需要另外的支持等来衡量。经济状况对物质基础、精神状况、健康改善等都有重要的作用。经济状况良好可以为生存提供必备的物质基础与环境条件，如果经济状况不好，基础物质就得不到保证，精神、心理及人际关系等也得不到保障，甚至引发疾病及死亡。

6. **社会资源** 是个体人际关系的数量与质量。具体来说，社会资源包括与亲戚 / 好友通电话次数，有没有人探望自己或去探望别人，是否有可以信赖的亲戚 / 朋友，亲戚 / 朋友是否可以随时给予帮助以及在自己生病时是否有人照顾等。老年人健康不仅是躯体没有疾病，其社交等社会资源也应当是良好的。

综上，笔者认为一个多维健康的老年人应该满足躯体健康、ADL 不受限、心理健康、认知健康、经济状况良好和社会资源丰富，因此将多维健康定义为：老年人保持躯体健康、ADL 不受限、心理健康、认知功能良好、经济自我满足、社会资源丰富的一种健康状态。通过对老年人进行多维评价可以得知老人的健康状况，还可以根据评价结果进行针对性的预防保健。

（二）社区健康老龄化

社区的概念定义繁多，并无统一标准。学者 Hillery 曾对社区内涵进行文献回顾，发现其定义多达 94 种。不同学者对社区内涵理解不同。德国社会学家 Ferdinand Tönnies 在其专著 *Gemeinschaft und Gesellschaft* 中将社区定义为"由具有共同的习俗和价值观念的同质人口组成的，关系密切的社会团体或共同体"。WHO 则将社区理解为人口 10 万~30 万，面积在 0.5 万~5 万平方千米。在本书中，社区是指聚集在某一区域中的社会群体、社会组织所形成的一个生活上互相关联的社会实体，在地域上以县（区）为评价单位。

社区是实现健康的关键场所，是国家政策和社会服务的基本落实点，立足社区层面推行相应健康促进行动计划符合老年人的活动范围需要，健康老龄化的实现必须以社区为立足点。

目前我国健康老龄化评价主要受评价主体影响，不同主体对健康老龄化的认知不同，评价内容也不同。例如，政府部门开展健康老龄化评价往往从工作投入和产出方面选择指标，如财政投入、专项老龄事业经费使用、老年人服务设施建设、工作满意度等；社会学领域研究者往往从个体社会行为和社会效果方面选择指标，如人际交往情况、社会交往和参与、社会贡献性等；卫生和健康领域研究者往往从健康角度选择指标，如慢性病患病情况、失能伤残情况、认知和抑郁情况等；在生物 - 心理 - 社会医学模式影响下，健康老龄化评价往往将卫生领域和社会学领域研究结合起来选择"结构""过程"和"结果"等维度指标。

结合文献综述发现，健康老龄化评价本质上是一场公共卫生绩效评价。因此，构建社区层面的健康老龄化指标体系具有重要的实践意义和价值。因此对社区健康老龄化评价应考虑到以下原则：第一，健康老龄化是"以老年人为中心"的，所以应多倾听老年人意见，使老年人参与评价指标体系研制和决策过程，关注老年人群体的实际获得感与满意度；第二，评价要结合我国具体的社会制度和文化背景，指标选择方面在 WHO 经验基础上也要兼顾我国政府老龄事业发展要求，吸收多领域专家的意见与成果；第三，对社区层面的健康老龄化进行评价不能仅限于关注其体系运行的健康结果的评价，也应关注社区层面系统内的组织结构、资源配置、服务等投入和过程要素，这些要素对老年人健康功能也有一定促进作用。

五、研究健康老龄化的现实意义

健康老龄化的实现对老年人个体和社会都具有重要价值。健康老龄化是对个体生命尊严的追寻，可以让人成功老去，尊严死亡；健康老龄化是老龄社会的基本发展诉求，是人类应对人口老龄化的必然选择和关键性战略措施；健康老龄化是实现可持续发展战略的内在需要，是构建社会主义和谐社会，全面建成小康社会的客观要求。健康老龄化有利于减轻因人口老龄化给国家和社会在医疗卫生、社会照护等方面带来的负担，是低成本、高效益的战略举措。

六、健康老龄化的实现障碍

（一）理念障碍

尽管健康老龄化已经形成国际共识，成为面临人口老龄化挑战的世界各国的重大发展战略。在我国，对健康老龄化理念的理解，如在宏观层面上对健康老龄化全生命周期和全人群健康理念以及健康老龄化、老年健康和医养结合等内涵的理解等还存在一定差异。特别是误认为"健康老龄化"只是就个体老化而言，与群体和社会无关；健康老龄化只是医疗卫生部门的工作等。在微观层面上，健康老龄化的实现仍面临理念方面的挑战，特别是年龄歧视成为健康老龄化实现过程中不可忽略的问题，包括工作场所中的年龄歧视、社会文化中的年龄歧视、医疗服务中的年龄歧视，这种歧视的存在容易导致健康不公平。因此，提升全民对健康老龄化社会的意识，提高健康老龄化对老年人个体和社会发展作用的认识很有必要。

（二）体系障碍

一是医疗卫生服务体系不健全。在人口老龄化社会到来之际，我国医疗卫生机构在"老有所医"的服务能力上，以及"医养结合"方面还存在许多"短板"，无法满足老年人多样化的医疗保健需求，特别是基层医疗卫生机构。

二是社会保障体系不完善。现阶段，我国在社会保障高覆盖的情况下，"老有所养"仍存在盲区与暗区，养老保险并未全面覆盖所有有需要的老年人群。在有些地区，老年人口的医疗保障问题仍比较突出，并存在明显的城乡差异。

三是人才培养体系不完整。面对快速的人口老龄化，我国老年专业服务人才欠缺，因此，加强老年专业服务人才建设需要完善人才培养体系。特别是我国老年护理专业人才短缺，实现健康老龄化，需要推进老年护理人才培养体系的建设，加大老年护理专业人才的培养，适应健康老龄化社会发展的需要。

（三）环境障碍

环境障碍主要指外部经济环境和非经济环境，如政策环境、社会文化环境等。经济状况是影响老年人健康老龄化的一个重要因素，在我国"未富先老"的社会背景之下，经济环境影响着健康老龄化的实现。非经济环境对健康老龄化的影响包括法治环境、政府和社区组织工作、孝文化等。

七、健康老龄化的发展路径

健康老龄化的实现是一项社会系统综合工程，体育、教育、卫生都是其有机组成部分。健康老龄化的发展离不开体育、教育、卫生的综合作用。

（一）倡导体育锻炼

体育锻炼与健身是促进老年人身心健康的关键因素，倡导良好的体育锻炼与健身生活习惯有利于推进健康老龄化的实现。体育锻炼与健身在"健康老龄化"实现中具有个体和社会双重价值。体育锻炼与健身可以使老年人改善生理状况、提高生命质量、减轻心理疾病，保障社会稳定，实现老年人继续社会参与，有利于老年人个体身心健康，发展老年人体育锻炼与健身是构

建和谐健康老龄化社会的重要举措。在我国，传统体育锻炼与健身方法（如
太极拳等）对老年人身心健康同样具有促进作用，可给老年人带来较好的心
态和良好的生活习惯，增强晚年幸福感。

倡导老年人开展一定形式的体育锻炼，一是要发挥政府在健康老龄化中
的主导作用，支持老年体育社会组织建设和现代化的体育休闲服务设施建
设；二是要发挥老年人体育协会在健康老龄化中的指导作用，增强健康老龄
化社会老年人群的健康意识；三是转变和完善管理方式，坚持政府主导、政
策扶持、部门协同、社会参与、公众互助、市场推动的老年体育的管理体制
和机制，推进老年体育服务体系的建设。

（二）发展老年教育

老年教育是促进老年社会参与，发挥老年人社会价值的重要路径。要把
老年教育的认识提高到积极应对人口老龄化的战略高度，抓好老年教育工
作。一是要建立健全相关保障制度，制定《老年教育法》，将老年教育纳入
政府教育体系，统一规划。二是要以社区为重点，将老年教育由精英化教育
转变为大众化教育或"草根"教育（是一种扎根于课堂、扎根于学生、扎根
于学校文化的，具有乡土化、个性化的学校教育）。全面推进社区老年教育
可有效降低或减少老年人晚年孤独感，提高老年人晚年生命质量。三是鼓励
社会资本进入老年教育领域。推进老年教育供给侧改革，激发各类办学主体
的活力，不断提升老年教育水平。

（三）推进医养结合

当前我国人口老龄化形势严峻，传统的家庭照料功能大幅度削弱，而养老
机构难以满足入住老年人的医护需求，形成"医养分离"的局面。这种背景下
医养结合将医疗护理服务与生活照料服务相衔接，是实现健康老龄化的关键
路径。推进医养结合，一是要加强政府在医养结合中的主导作用。政府应科学
制定养老服务体系总体建设规划，制定相应的信贷、土地和税收等激励机制和
扶持政策，吸引更多的社会力量参与，引导和促进医养结合机构的发展。二是
探索老年人长期护理保险制度。建立长期护理保险制度是医养分离背景下保
障老年人晚年健康幸福的必要选择，发展长期护理保险制度关键在于从国家
层面建立长期护理保险实施办法，明确规定筹资方式、给付标准、等级评估和
保障范围，另外也需进一步制定老年照护服务职业标准，建立健全老年照护服
务需求评估体系。三是要完善相关服务保障体系。养老和医疗资格准入、机构
规范、行业管理等相关规定的法律法规亟待加强和完善。

第三节 健康老龄化评价测量研究现状

我国对成功老龄化的评价测量研究较多，但对健康老龄化评价测量研究较少，成熟的健康老龄化评价测量工具则更为罕见。尽管很多学者认为成功老龄化与健康老龄化两者无差别，但两者有其独特的理论背景和政策含义，开发一套统一的健康老龄化评价测量工具不可或缺。没有相应的评价测量工具，"健康老龄化"的内涵概念永远是抽象的、虚化的。

一、国外健康老龄化评价测量的研究现状

国外对健康老龄化评价测量研究主要集中在以下角度。

1. 从人口学角度研究 欧洲学者从人口学角度提出的有关健康老龄化指标是：75 岁以前身体基本健康，能参与社会活动；75～84 岁生活仍能自理；85 岁以上才需要护理的便为健康老龄化。世界卫生组织欧洲地区分部于 1992 年展望了 2000 年欧洲健康老龄化的目标内容，其中的量化指标包括：75% 的老年人生活能够自理，50% 的老年人能参与社会经济发展。而人口学视角下一个国家或地区的老年人在一定年龄后若有较大比例人群是健康的，则可以视为健康老龄化。

2. 从生物学角度研究 生理医学视角下健康老龄化（成功老龄化）就是身体功能最少损伤、无病。身体健康能自理、行为认知正常，可长寿。有学者将老龄化分为常态老龄化和健康老龄化，并进一步将人群分为高功能、中功能、功能受损 3 个功能组，按照功能分类，也可将老龄分为健康老龄、常态老龄和病态老龄 3 个功能组。

3. 从生物 - 心理 - 社会医学角度研究 健康老龄化主要取决于老年人的健康状况，可以通过日常生活功能、日常生活能力及其他生理功能（复杂的家务、锻炼）等指标测量。健康老龄化不仅要关注老年人的健康知识信息，还要关注其健康行为方式，对健康老龄化测量主要包括 5 类指标：第一，医生诊断的一系列慢性病；第二，身高、体重、体重指数（body mass index，BMI）信息；第三，健康行为，包括吸烟、饮酒、体力劳动和日常饮食；第四，抑郁症状；第五，自我报告健康相关信息。健康老龄化测量还可以考虑身体健康与生理功能、认知功能和情绪健康、社会功能与参与生活满意度 4 个方面。其中，生活满意度是健康老龄化内涵里的重要因素，突出了生活满意指标的重要性。国外健康老龄化评价测量有代表性的研究见表 2-4。

表 2-4　国外健康老龄化评价测量文献研究

作者	地区	年份	测量指标	测量点	测量方式	测量标准
Spencer Moore 等	加拿大	2016	健康行为和健康状况	1. 医生诊断的一系列慢性病 2. 身高、体重、BMI 3. 健康行为：吸烟、饮酒、体力劳动和日常饮食 4. 抑郁症状 5. 自我报告健康信息	专项调查	未提及
DM Reed		1998	生理功能	日常生活功能能力、工具性日常生活能力及其他生理功能（复杂的家务、锻炼等）	问卷调查	生理功能评分前 20%
Tze Pin Ng, 等	新加坡	2009	1. 身体健康与生理功能 2. 认知功能和情绪健康 3. 社会功能与参与 4. 生活满意度	1. 自感健康状况良好，工具性日常生活能力 2. 精神状况评价和抑郁测量 3. 询问是否从事社交、生产、文娱、有偿再就业及商业活动等 4. 生活满意度测量	问卷调查	1. 评分高 2. MMSE 分 ≥ 26，GDS 评分 < 11

MMSE：简易精神状态评价（mini-mental state examination）；GDS：老年抑郁筛查（geriatric depression screening）。

二、国内健康老龄化评价测量的研究现状

国内关于健康老龄化研究主要集中在两点：一是关于健康老龄化的内涵要素。有研究认为，健康老龄化是让大多数老年人保持较好的身心健康，拥有较好的智力、心理、躯体、社会和经济功能状态，并让这五大功能的潜力得到充分发挥。同时认为，健康老龄化包含身体健康、心理健康、认知功能和文体活动 4 个基本要素。二是健康老龄化的实现路径和策略。有研究提出，完善我国健康老龄化的政策体系需要突出建立老年医疗卫生综合服务制度、建立长期照护制度并推进医养结合、全面建设老年友好环境及维护老年

人的自主权等内容。

我国对健康老龄化的评价测量研究较少。有学者从老年人自身健康、家庭与物质生活、社区、"老龄化"社会4个层面探索构建中国健康老龄化评价体系指标。首次通过地缘关系对健康老龄化进行评价测量，提出了社区层面健康老龄化评价工具，但未涉及指标工具的研制过程。也有学者提出了中国健康老龄化4个方面的评估维度和相关指标，即生活独立性、精神愉快性、社会交往和参与性、社会贡献性，主要立足于健康老龄化内涵，测量和揭示我国老年人口健康老龄化状况，并认为健康老龄化与积极老龄化内涵基本一致，应包括患慢性病情况、失能伤残情况、认知功能、生理功能及社会参与5个指标。在之前的研究中，结合我国《"十三五"健康老龄化规划》工作要求，定性构建了包括健康人群、健康生活、健康环境、健康保障和生活满意度5个维度、11项指标的国家层面健康老龄化评价测量指标体系，并提出了指标测量方式及指标标准值。国内健康老龄化评价测量有代表性的研究见表2-5。

表 2-5　国内健康老龄化评价测量文献研究

作者	地区	年份	测量指标	测量点	测量方式	测量标准	指标研制过程
陈小月	中国	1998	1. 老年人自身健康指标 2. 老年人家庭与物质生活指标 3. 老年人所在社区指标 4. "老龄化"社会指标	1. 老年人生理健康(慢性病患病状况、生活自理水平、健康自我感觉)和心理健康(认知效能、社会活动能力和社会适应、个人调控能力、生活满意度) 2. 婚姻状况、子女对老人的孝敬程度，家庭和睦状况，恩格尔系数，对住房、收支经济状况的自我判断 3. 社区环境质量、对社会化生活服务的满意度和对社区满意度 4. 人口老龄化指数、人均国内生产总值(gross domestic product, GDP)、基尼系数	官方年鉴统计资料、专项抽样调查	全国平均健康老龄化水平	无

续表

作者	地区	年份	测量指标	测量点	测量方式	测量标准	指标研制过程
钱军程	中国	2013	1. 生活的独立性 2. 精神的愉快性 3. 社会交往和参与性 4. 社会贡献性	1. 生活上完全具有自理能力的老年人占比 2. 不觉得焦虑或沮丧的老年人占比 3. 老年人与子女见面、与邻居交往、参加社会聚会情况 4. 老年人是否在单位或居委会从事力所能及的工作（不论是否有报酬）、参加社会劳动（有经济回报）情况和在家照看孙辈的情况	国家卫生服务调查	测量点占比	无
刘华青	中国	2016	1. 患慢性病情况 2. 失能伤残情况 3 认知功能 4. 生理功能 5. 社会参与	1. 医生是否诊断患有癌症、慢性肺疾病、糖尿病、心脏病、卒中、抑郁症 2. 询问是否可以执行以下活动：日常生活，如洗澡、穿衣、饮食、室内转移、自己上厕所或尿失禁 3. 电话访谈中能否完成回忆10个词，7到100内加减法，知道周、月、日、年、季 4. 询问是否可以步行100m，从椅子上起来，提升或携带5kg重的物品，弯腰或下跪 5. 近1个月内是否参与慈善、志愿者活动，义务帮助别人、运动、社会活动或去俱乐部	问卷调查和访谈	1. 无主要慢性病 2. 无失能伤残 3 评分高于平均值 4. 生理功能良好 5. 较高社会参与	无

目前我国健康老龄化评价测量工具研究主要存在以下问题：一是研究主要侧重于健康老龄化的内涵和实现路径和策略研究，专门针对社区层次的健康老龄化评价测量的研究较少；二是已有的文献笼统阐述健康老龄化的评价

测量，缺乏系统化科学研制过程；三是指标界定多是定性研究，缺乏定量的测量工具和相应的统计学论证。

第四节　健康老龄化评价指标体系

通过健康老龄化文献计量分析发现，我国对健康老龄化研究大部分都集中在实现策略和促进途径研究方面，全面系统测量健康老龄化的研究很少，其中权威部门对健康老龄化的评估测量工具尚未开展研制。基于此，本部分将介绍国家层面和社区层面的健康老龄化评价指标体系及测量工具，其内容可以较好地指导后续不同层次的社会资本与健康老龄化研究工作，也可以供其他研究者借鉴与参考。

一、国家层面健康老龄化评价指标体系及测量工具

（一）健康老龄化评价指标体系构建遵循的原则

1. **代表性**　指标选择应具有一定代表性和典型性，指标体系能够综合反映我国健康老龄化的真实水平，为我国老年健康促进提供具体前进方向。

2. **简洁性**　一是筛选到的指标尽可能精练，指标条目总体较少；二是考虑老年人群体生理的特殊性，指标测量尽可能简单、方便。

3. **适宜性**　构建的指标体系要与我国总体卫生健康工作方针与相关政策相一致，适应我国老龄事业发展需求，在《"健康中国 2030"规划纲要》《"十三五"健康老龄化规划》和《"十三五"国家老龄事业发展和养老体系建设规划》等框架指导下研制；另外指标测量需要考虑到全国各地的差异性，指标要有一定的可操作性和可行性。

（二）健康老龄化评价指标体系构建的理论框架

健康老龄化是一个多维的综合性概念，应包含以下 3 个层面内涵：第一，健康老龄化实现基础是老年个体健康，没有个体健康就没有健康老龄化；第二，健康老龄化是一个过程，是动态发展的，健康老龄化的实现离不开老年人周边环境的作用和影响；第三，健康老龄化本质在于提升老年人群健康水平，保障老年人群安享晚年，其核心在于提升老年人群体晚年获得感和生活幸福感。因此，健康老龄化评价测量指标体系构架应兼顾 3 个方面内容，一是维护和促进老年人群健康水平；二是构建以健康环境、健康保障和健康生活为内容的老年健康维护与促进体系，维护老年人群功能发挥，延长

老年人健康预期寿命；三是以人为本，健康老龄化效果和水平由老年人群"验收"，体现老年人群满意的健康老龄化才是真正的健康老龄化。具体指标体系构建理论框架见图 2-2。

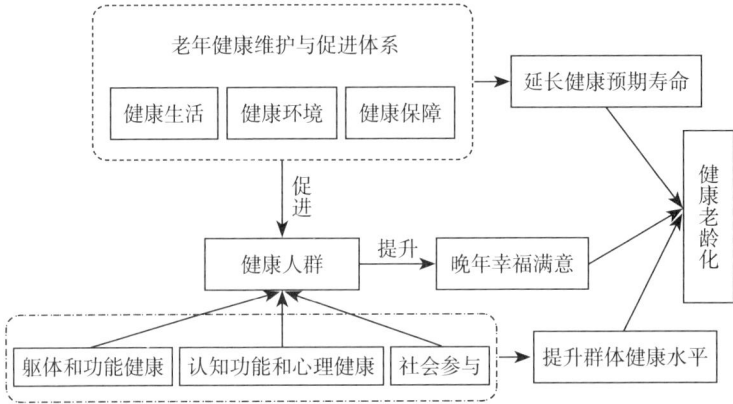

图 2-2　健康老龄化评价测量指标体系构建理论框架

（三）健康老龄化评价指标体系的测量指标确定

指标是指根据研究目的确定反映研究对象某一方面情况的特征依据，指标体系是由一系列相互联系的指标所构成的整体。按照科学的研究程序与方法，笔者构建的健康老龄化评价测量指标体系，紧密结合我国"十三五"健康老龄化规划建设的工作任务要求，形成了包含健康人群、健康生活、健康环境、健康保障和生活满意度等 5 个维度和 11 个指标的健康老龄化评价测量指标体系，各维度测量指标及测量方式见表 2-6。

健康人群维度指标选择主要参照健康内涵，健康不仅是没有疾病或不虚弱，而且是身体的、心理的和社会的完美状态。据此，遵循代表性原则，健康人群维度指标主要涵盖躯体与功能健康、认知功能与心理健康、社会参与 3 个指标。躯体与功能健康指标主要测量老年人群的患病情况和日常生活能力；认知功能与心理健康指标主要测量老年人群精神状态和抑郁症状；社会参与指标主要测量老年人群参与社会活动等情况。

表 2-6 　健康老龄化评价测量指标体系

维度	指标	指标内涵	测量方式
健康人群	躯体和功能健康	反映老年人群生理健康水平	问卷及 BI 量表
	认知功能和心理健康	反映老年人群心理健康水平	MMSE 量表、GDS 量表
	社会参与	反映老年人群社会适应状态	问卷
健康生活	老年人群健康素养水平	反映老年人利用健康信息及服务能力 促进自身健康的能力水平	国家专项调查
	65 岁以上老年人群健康管理率	反映老年人常见病等健康管理状况	国家卫生服务调查或卫生统计数据
	老年教育参与率	反映老年人群受教育情况	中国城乡老年人生活状况抽样调查
健康环境	健康社区	反映老年人所处社区的健康支持水平	朱媛媛研制的量表
健康保障	每千名常住老年人养老床位数	每千名常住老年人口拥有的执业(助理)医师数量,反映养老资源情况	社会服务发展统计公报
	每千名常住老年人口执业(助理)医师数	每千名常住老年人口拥有的执业(助理)医师数量,反映健康人力情况	卫生统计数据
	基本养老保险参保率	反映老年人群社会保障情况	中国城乡老年人生活状况抽样调查
生活满意度	生活满意度	反映老年人生活满意水平	生活满意度量表

（四）健康老龄化指标具体测量及标准值

1. 健康人群维度指标测量及标准值

（1）躯体和功能健康指标方面：老年人群的患病情况测量主要通过问卷调查方式，询问老年人是否患有癌症、慢性肺疾病、糖尿病、心脏病、卒中、骨质疏松症、高血压、高胆固醇血症等，患病标准以医生确诊告知患者为基准；日常生活能力主要采用巴氏指数（Barthel index，BI）测量。此指数广泛用于老年人基本日常生活能力测量，具有较好的信效度。巴氏指数共分为 5 个等级：0 ~ 20 分为完全依赖；21 ~ 60 分为严重依赖；61 ~ 90 分为中度依赖；91 ~ 99 分为轻度依赖；100 分为完全独立。

（2）认知功能与心理健康指标方面：老年人精神状态主要采用简易精神状态评价（mini-mental state examination，MMSE）量表测量，MMSE 量表简单易行，广泛用于痴呆筛查，包括定向力、语言、回忆力等内容，评分共计 30 分，≥ 27 分为认知正常；抑郁症状主要采用老年抑郁筛查（GDS）量表测量，GDS 量表是老年人抑郁测评的首选量表之一，共计 30 个项目，包括对情绪、生活等方面评价，一般来说，最高分为 30 分，得 0 ~ 10 分可视为正常范围，即无抑郁，10 ~ 20 分为轻度抑郁，21 ~ 30 分为中重度抑郁。

（3）社会参与指标方面：目前测量主要采取两种方式，一种是纳入社会网络与社会资本中测量社会参与情况，目前国内王辉研制出我国社区老年人群社会资本测量问卷，信效度良好；另一种是通过问卷调查方式，询问老年人群社会参与状况。考虑老年人群生理特殊性，调查尽量简单方便，因此采用后一种方式测量，询问老年人是否参与志愿者活动、社交、生产、文娱、照看孙辈、有偿再就业及商业活动等活动。

健康人群维度指标测量标准为：每个老年个体满足：①无主要疾病（含患 2 种及以下疾病情况）；② BI 量表评分 ≥ 91 分；③ MMSE 量表评分 ≥ 27 分；④ GDS 量表评分 < 11 分；⑤至少参与一种所列举的社会活动。

2. 健康生活维度指标测量及标准值　老年人群健康素养水平指标数据资料通过国家居民健康素养专项调查获取；65 岁以上老年人群健康管理率指标数据资料通过国家卫生服务调查或卫生统计数据获取；老年教育参与率指标数据资料通过中国城乡老年人生活状况抽样调查获取。

由于部分指标是新概念、新推指标，前期并未做出统计要求，加上统计口径因素，所以各指标标准值参考《"十三五"国家老龄事业发展和养老体系建设规划》要求，设为：老年人群健康素养水平为 10%，65 岁以上老年人群健康管理率为 70%，老年教育参与率为 20%。考虑健康老龄化实现可能不在"十三五"期间，所以健康生活维度指标标准值可以依托"十三五"数据通过构建指数回归模型预测未来值。

3. 健康社区指标测量及标准值　我国南昌市、苏州市和北京市等均已出台健康社区评估标准或指导意见。考虑到这些健康社区指标条目过多，且与健康人群、健康生活等维度指标存在重复部分，遵从指标体系构建的简洁性原则，通常选用学者朱媛媛研制的信效度比较好的一组健康社区测量指标体系，包括健康政策、健康环境、健康行动和健康服务 4 个维度的 40 个指标。

4. 健康保障指标测量及标准值　每千名常住老年人口执业（助理）医师数、每千名常住老年人养老床位数、基本养老保险参保率指标数据，可以通过卫生统计数据、社会服务发展统计公报和中国城乡老年人生活状况抽样调查等获取。按照《"健康中国 2030"规划纲要》指标体系中的每千名常住人口执业（助理）医师 2.5 人（2020 年数据）及 2020 年老龄化水平为 17.8%折算，我国每千名常住老年人口执业（助理）医师数标准值为 0.44 人，每千名常住老年人养老床位数、基本养老保险参保率 2 个指标标准值参照《"十三五"国家老龄事业发展和养老体系建设规划》要求，分别为 30% 和90%。

5. 生活满意度维度指标测量及标准值　生活满意度维度指标主要采取生活满意度量表（satisfaction with life scale，SWLS）测量。SWLS 量表是主观幸福感量表中的一种，共 5 个条目。量表较为简单易行，涉及生活条件、生活满意度、人生道路及理想等领域，重测信度 > 0.80，效标效度 > 0.50，信效度良好。量表评分共 35 分，21 ~ 25 分表示对生活基本满意，26 ~ 30 分表示对生活满意，31 ~ 35 分表示对生活非常满意。

二、社区层面健康老龄化评价指标体系及测量工具

（一）社区健康老龄化指标筛选原则

1. 成本原则　纳入的指标进行数据采集时需要花费的成本应是合理或相对较低的。

2. 可理解原则　纳入的指标的含义应明确，操作中对指标的理解无太大差异。

3. 代表性原则　指标选择应具有一定的代表性，能够准确、客观地反映 WHO 对健康老龄化的定义和"医疗、照护与环境"内涵，反映我国健康老龄化的真实成效和水平。

4. 现实性原则　指标池纳入的指标应与我国总体社会经济发展不相悖，与我国卫生政策、方针路线不冲突，与我国健康老龄化事业发展方向不相反，与地区发展规划不矛盾，且与现阶段政策如《"健康中国 2030"规划纲要》《"十三五"健康老龄化规划》和《"十三五"国家老龄事业发展和养

老体系建设规划》等政策文件要求一脉相承，能体现我国老龄事业的实际问题和关键环节要素。

5. **以老年人为中心原则** 健康老龄化本质是使老年人群满意，健康老龄化效果和水平也应由老年人群"验收"，因此，专门为老年人群设计的特色指标应考虑纳入。

6. **科学性原则** 纳入的指标应该以现有的成熟指标、学术产出经过验证的指标为主。

（二）社区健康老龄化的评价指标理论框架

社区健康老龄化评价指标理论框架可以从"结构—过程—结果"3个方面构建。

在结构方面："结构"主要涵盖人力资源、财政资源和组织资源等，具体到健康老龄化事业工作中则为人员保障、财政投入与组织管理3个方面，反映了社区层面促进健康老龄化行动的组织资源情况和保障水平。这3个方面的内容可以综合命名为"社区健康支持"。

在过程方面："过程"常由若干个关键的体系的活动构成。根据相互作用理论，将《"十三五"健康老龄化规划》主要任务归类为"环境（适老支持环境）、关怀（养老和权益保障）和健康资源（老年医疗与健康服务体系）"3个方面，反映社区在健康老龄化关键领域对老年人群进行健康维护与促进的有形环境和无形环境总和。这3个方面内容可分别命名为"适老环境建设""社区关怀保障"和"健康资源配置"，综合命名为"社区健康环境"。

在结果方面："结果"主要包括健康结果与公众满意度两方面内容。健康结果主要表现为健康老龄化水平。根据WHO在《关于老龄化与健康的全球报告》中对健康老龄化的定义及维度界定，主要对老年人群内在能力和功能发挥进行考评。内在能力指个体在任何时候都能动用的全部体力和脑力的组合，决定了老年人能做什么？功能发挥指老年人居住的生活环境以及老年人与生活环境的相互关系。据此，WHO在《关于老龄化与健康的全球报告》中将健康老龄化定义为"发展和维护老年健康生活所需的功能发挥过程。"内在能力根据民政行业标准《老年人能力评估》，可暂分为"健康生活能力""认知能力""心理调节能力"；根据老年人活动理论，功能发挥可初步分为"人际交往功能""社区参与功能""社会贡献性"3个方面，综合命名为"社会功能发挥""人群内在能力"。

公众满意度则考评老年人满意度和归属感，包括考察老年人生活幸福感和对社区环境、养老就医等关键问题的满意认同程度，命名为"满意归属程度"。

综上，依据"结构—过程—结果"经典公共卫生绩效评价框架（图2-3），从3个方面进行社区健康老龄化评价，能够合理评价社区健康老龄化情况。

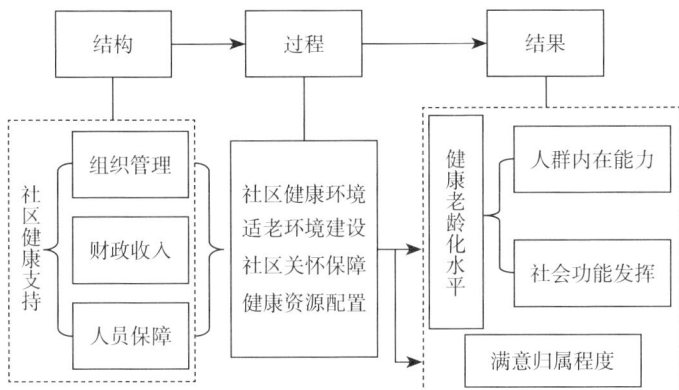

图 2-3　社区健康老龄化评价理论框架

（三）社区健康老龄化指标条目池的建立与指标筛选

1. 文献复习和政策分析　根据指标筛选原则，文献复习主要参考健康老龄化评价测量、老年人口健康测量、健康社区等相关领域的期刊论文产出的成熟、可靠的指标；政策分析主要参考《"十三五"健康老龄化规划》《"十三五"国家老龄事业发展和养老体系建设规划》和部分地区的"十三五"老龄事业发展和养老体系建设规划，民政行业标准《老年人能力评估》，健康社区指导意见/标准等相关政策文件或工作规范。

指标入选标准：指标或要素与健康老龄化评价相关；指标以率的形式或要素可转化为具体指标。指标剔除原则为：与健康老龄化评价不适宜的指标；语义不清的指标。

根据筛选标准首先摘出文献和政策里的关键指标或指标要素，在三维评价框架指导下，对各关键指标或指标要素进行归类，部分不能纳入现有类别的指标可通过专家讨论，在一般系统理论指导下进行归类后纳入。一般系统理论认为，任何系统都是将多个三级条目输入，经过一定的转换或处理，可输出二级条目，如指标家庭年均收入、老年人年均收入、年均收入报酬满足

自我需求的老年人占比，可以经过专家讨论认同后归类于经济能力，纳入
"内在能力"维度。

2. 关键知情人访谈结果 对访谈等定性资料进行转录及分析，即对关
键人访谈对话中出现的关键实词进行归纳总结，提炼主题词，通过词频分析
将主题词频数 ≥ 2 的主题词提取出来，并在此基础上确定入选指标条目。

3. 指标的初筛结果 依据 Donabedian 模型和指标筛选原则，可以对通
过理论研究、专家咨询和实地调查等海选出来的指标进行筛选。排除语义重
复或不清的条目，以及经过专家初步判断不适宜条目，形成指标体系作为德
尔菲方法（Delphi methed）咨询雏形（表2-7）。指标的具体筛选流程见图2-4。

表 2-7 社区健康老龄化指标体系雏形

一级指标	二级指标	三级指标
社区健康 管理(8)	组织领导	成立健康老龄化领导小组,有明确的工作章程和制度 制定健康老龄化专项工作方案及考核方案 将健康老龄化纳入社区发展总体规划中 制定老年人才开发利用专项规划 将老年协会、老年学校建设纳入社区工作重要议事议程
	财政投入	有明确的老龄事业发展的财政保障政策 老龄事业经费投入占社区财政支出的比例
	人员保障	现有老龄工作专职人员配备数量
社区健康 行动(11)	适老宜居环 境建设	社区内具备健身场所、公共文化娱乐场所或主题公园 社区空气质量达到二级以上的天数 社区绿化覆盖率
	社区关怀和 社会保障	老年人基本养老保险参保率 老年人医保参保率 特殊群体关怀率(计划生育老年人补贴覆盖率、困难老年人 群体救助率及高龄补贴覆盖率) 基层老年人法律援助覆盖率
	健康支持体 系构建	每千名老年人拥有养老床位数 每千名老年人拥有全科执业医师(助理)数 65 岁以上老年人健康管理率 社区医疗机构开通老年人挂号、就医等便利服务"绿色通 道"的比例

一级指标	二级指标	三级指标
人群内在能力(15)	健康生活能力	自感健康良好的老年人占比 生活上完全自理的老年人占比 意识清醒,能与他人正常沟通交流的老年人占比 常见慢性病中患病种类≥2种的老年人占比
	心理调节能力	近1个月内未有消极情绪(压抑、焦虑、担心、忧虑、紧张、自卑)的老年人占比 对自我人生满意、平日做事感觉精力充沛的老年人占比 每周有语言攻击/每个月有身体攻击行为的老年人占比
	经济能力	老年人年均收入(含退休金/养老金、子女资助及其他经济报酬)
	认知能力	能回忆起以往工作记忆的老年人占比 有一定时间/地理观念、人物认知观念的老年人占比 具有一定复述能力的老年人占比
	健康管理能力	老年人对"中国公民健康素养"的知晓率 经常参加体育锻炼的老年人占比 对慢性病进行预防控制的老年人占比 老年人超重和肥胖率
人群功能发挥(6)	照顾照料	老年人照料普及率
	社会交往功能	老年人对邻里交往满意率
	社区参与功能	老年人社区公共事务参与率 参与社区老年组织/社团/协会的老年人占比
	社会贡献性	老年注册志愿者占比 退休帮助照看孙辈、参加其他有报酬经济活动的老年人占比
幸福满意度(5)	个体满意度	老年人对社区建设的总体满意度 老年人对社区娱乐文化生活的满意度 老年人对社区卫生服务的满意度 老年人对社区社会保障体系的满意度 老年人对社区落实国家老龄政策的满意度

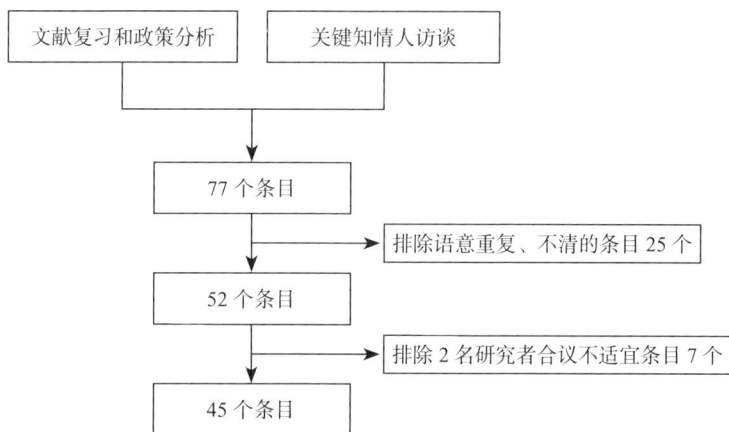

图 2-4　指标筛选流程图

4. Delphi 法确定指标体系结果　采用 Delphi 法对指标体系雏形进行完善，主要通过专家的积极程度、权威程度和协调程度及数轮专家咨询结果，经过增加、删减、修改指标，确定最终指标体系。

Delphi 法主要通过积极程度来判断专家对研究的关心程度，一般通过专家咨询表的回收率（response rate，RR）和专家提供文字性意见情况来分析。RR 是指专家接受 Delphi 法咨询的人数占比，其计算公式为：RR = 收回的咨询表份数 / 发出去的咨询表份数 ×100%。专家提供文字性意见情况是指专家是否对指标情况提出的指标筛选、修改和完善意见，一般用提出书面意见率指标分析，其计算公式为：书面意见率 = 提出书面意见人数 / 专家总数 ×100%。

专家权威程度体现了 Delphi 法专家选择的科学和可靠程度，一般用权威系数 Cr 表示。

专家协调程度是指专家对指标工具各指标的评价意见相同、相近程度，体现了专家意见的一致性，主要用协调系数 W 来表示。专家对各级指标及总体指标的重要性、可操作性评分协调系数。

通过文献复习及政策分析，得到社区健康老龄化指标体系及指标内涵与测量的三级指标体系（表 2-8）。

表 2-8　社区健康老龄化评价指标体系

一级指标	二级指标	三级指标
1. 社区健康支持	1.1 组织管理	1.1.1 成立健康老龄化领导小组,有明确的工作章程和制度 1.1.2 制订健康老龄化专项工作方案及考核方案 1.1.3 将健康老龄化纳入社区发展总体规划中 1.1.4 制定老年人才开发利用专项规划,将老年协会、老年学校创建纳入社区工作重要议事议程
	1.2 财政投入	1.2.1 有明确的老龄事业发展的财政保障政策 1.2.2 老龄事业经费投入占社区财政支出的比例
	1.3 人员保障	1.3.1 街道、乡(镇)老龄工作人员配备率
2. 社区健康环境	2.1 适老环境建设	2.1.1 社区内具备健身场所、公共文化娱乐场所或主题公园,有足够的、维护良好的公用长椅 2.1.2 楼道内或社区中有防止老年人摔倒的台阶扶手,社区内具有加大加粗字体标识
	2.2 社区关怀保障	2.2.1 城乡基本养老保险参保率 2.2.2 基础老年法律援助覆盖率
	2.3 健康资源配置	2.3.1 每千名老年人拥有养老床位数 2.3.2 每千名老年人拥有全科执业医师(助理)数 2.3.3 65 岁以上老年人健康管理率 2.3.4 社区医疗机构开通老年人挂号、就医等便利服务"绿色通道"的比例
3. 人群内在能力	3.1 健康及自理能力	3.1.1 老年人自感健康良好率 3.1.2 老年人生活基本自理率
	3.2 心理调节能力	3.2.1 近 1 个月内焦虑、抑郁的老年人占比 3.2.2 近 1 个月内具有语言、身体攻击行为的老年人占比
	3.3 认知能力	3.3.1 认知受损或认知障碍的老年人占比 3.3.2 具有一定自主学习能力的老年人占比
	3.4 经济能力	3.4.1 年均收入报酬满足自我需求的老年人占比
	3.5 健康管理能力	3.5.1 老年"中国公民健康素养"知晓率 3.5.2 老年人周体育锻炼率 3.5.3 老年人慢性病健康管理率 3.5.4 老年人超重和肥胖率

一级指标	二级指标	三级指标
4. 社会功能发挥	4.1 人际交往	4.1.1 人际高频交流率
		4.1.2 自感孤独率
	4.2 社区参与	4.2.1 老年人社区公共事务参与率
		4.2.2 老年人社区老年兴趣社团参与率
	4.3 社会贡献	4.3.1 老年注册志愿者占比
		4.3.2 老年人从事社会工作率
5. 满意归属程度	5.1 社区满意度	5.1.1 老年人对社区环境舒适性的满意度
		5.1.2 老年人对社区就医、养老便捷性的满意度
		5.1.3 老年人对社区其他综合服务的满意度
	5.2 社区归属感	5.2.1 老年人社区归属度
		5.2.2 老年人社区认同度

5. 指标内涵、测量及数据来源　通过文献复习及政策分析，确定相应指标内涵，一、二级指标内涵见评价理论框架部分，三级指标内涵、测量公式见表2-9。

表2-9　三级指标的内涵及测量公式

指标及内涵	测量要点及公式
1. 社区健康支持 内涵:体现社区层面促进健康老龄化的行动框架和投入情况	包括社区在健康老龄化事业中的组织管理、财政投入与人员保障3个方面内容,反映社区层面上发挥健康促进作用,维护老年人健康功能,政府组织领导、财政投入等保障水平
社区健康支持层面所有三级指标 组织管理、财政投入、人员保障维度下三级指标	评估人员根据社区信息上报表实地抽取材料审核真伪
2. 社区健康环境 内涵:反映社区在健康老龄化关键领域对老年群体进行健康维护与促进的有形环境和无形环境总和,包括外在环境、关怀保障和健康资源配置3个方面内容	

指标及内涵	测量要点及公式
2.1 适老环境建设	2 名评估人员去现场实地抽取一处核实情况
2.2 社区关怀保障 内涵:指老年人的社会保障水平和个人权益维护状况	主要从社区老年群体养老和权益保障情况考察社区关怀保障水平
2.2.1 城乡基本养老保险参保率	可查询相关官方资料
2.2.2 基础老年人法律援助覆盖率 内涵:乡(镇、街道)法律援助联络点(工作站)覆盖占比情况	乡(镇、街道)法律援助联络点(工作站)数量 / 乡(镇、街道)行政社区和村数量 ×100%
2.3 健康资源配置 内涵:指老年人维持生存质量所需的就医、养老等健康物资、人力等资源存量状况	基于养老床位数、全科执业医师(助理)数、健康管理率、就医绿色通道等指标反映社区健康资源状况
2.3.1 每千名老年人拥有养老床位数	区域内机构和社区等养老床位数 / 总老年人口数(千人),可查询相关官方资料
2.3.2 每千名老年人拥有全科执业医师(助理)数	全科执业医师(助理)数 / 总老年人口数(千人),可查询相关官方资料
2.3.3 65 岁以上老年人健康管理率 内涵:在社区住半年以上的 65 岁以上老年人口居住地的乡镇卫生院、村卫生室或社区卫生服务中心(站)享受老年人健康管理服务情况	接受健康管理服务的社区 ≥ 65 岁常住居民数 / 社区常住居民数 ×100% 常住居民 = 户口在本辖区人也在本辖区居住 + 户口在本辖区之外但在户口登记地半年以上的人 + 户口待定(无户口和口袋户口)+ 户口在本辖区但离开本辖区半年以下的人
2.3.4 社区医疗机构开通老年人挂号、就医等便利服务"绿色通道"的比例	开通老年人挂号、就医等便利服务"绿色通道"的社区医疗机构数量 / 总社区医疗机构数 ×100%,可查询相关官方资料
3. 人群内在能力 内涵:指个体受其特征影响的维护和促进自身健康的能力,包括正常生活自理、控制情绪行为、正常认知等能力	

续表

指标及内涵	测量要点及公式
3.1 健康及自理能力 内涵:指健康水平和生活自理状况	从老年群体自感健康情况和老年人生活基本自理情况两个方面分析老年人健康情况及生活自理能力
3.1.1 老年人自感健康良好率 内涵:自感健康良好的老年人占比。自评健康是指调查对象自评包括自身身体和心理等各方面健康的情况。典型的自评健康例如向调查对象询问"您感觉您的总体健康状况如何"然后请调查对象从"很好、好、一般、差、很差"中选择一项	自评健康良好率 = 选择"很好"或"好"的老年人数 / 调查的老年人口总人数 ×100%
3.1.2 老年人生活基本自理率 内涵:生活上基本自理的 80 岁以下老年人占比;生活上完全自理情况用 ADL 量表测量	量表得分 ≥ 60 分的 80 岁以下老年人数 / 调查的老年人口总人数 ×100%
3.2 心理调节能力 内涵:反映老年人消除不愉快的心理刺激和状态,促使情绪积极而稳定,保持良好自我行为的心理健康水平	/
3.2.1 近 1 个月内焦虑、抑郁的老年人占比 注:采用 Zung 抑郁自评量表测量,请调查对象按五级评分	3 分以下的老年人数 / 调查的老年人口总人数 ×100%
3.2.2 近 1 个月内具有攻击行为的老年人占比 注:攻击行为是以伤害另一生命的身体或心理为目的的行为,包括身体、心理或言语等方面。攻击行为是指每周有语言攻击 / 每个月有身体攻击行为。此指标主要询问同居者等他人	调查中他人反映每周有语言攻击或每个月有身体攻击行为的老年人数 / 调查总人数 ×100%
3.3 认知能力 内涵:指老年人对信息加工、储存和提取的能力,常通过认识状况、学习能力情况加以判断	/
3.3.1 认知受损或认知障碍的老年人占比 注:认知受损或认知障碍标准参考民政行业标准《老年人能力评估》标准,测量采用同条目	根据《老年人能力》评估标准判断的认知受损或认知障碍的老年人 / 调查总人数 ×100%
3.3.2 具有一定自主学习能力的老年人占比 注:一定自主学习能力指记忆复述能力,采用举例三样物品,请老年人回忆起来并复述的方式来测量	成功复述出举例物品的老年人口数 / 调查总人数 ×100%

指标及内涵	测量要点及公式
3.4 经济能力 内涵:指老年人在经济生活中为维持社会关系、满足个体需求而获得的基本能力	/
3.4.1 年均收入报酬满足自我需求的老年人占比 注:年均收入 = 退休金、养老金、子女资助及其他所获得的经济报酬之和,测量用"您觉得您的收入水平能否满足您的个人需要",请老年人在"1 不能满足;2 基本满足;3 完全能满足"选择	选择"2/3"选项的老年人口数 / 调查总人数 ×100%
3.5 健康管理能力 内涵:反映老年人常见病等健康管理状况,主要从健康素养、体育锻炼、慢性病健康管理等方面分析	/
3.5.1 老年人"中国公民健康素养"知晓率 内涵:老年人对"中国公民健康素养"的知晓情况。"中国公民健康素养"条目比较多,从基本知识和理念、健康生活方式与行为和基本技能 3 个方面各选择 1 个条目,加上"您是否听说过'中国公民健康素养'"共计 4 个条目测量	4 个选项均选择"是"的老年人口数 / 调查总人数 ×100%
3.5.2 老年人周体育锻炼率 注:周体育锻炼是指每周至少一次持续运动 30min,不含家务活和务农	锻炼人数 / 调查总人数 ×100%
3.5.3 老年人慢性病健康管理率 内涵:患慢性病后对疾病采取不限于改变生活方式、遵照医嘱、按时吃药、控制血糖血压等措施的老年人占比情况	老年人慢性病健康管理人口数 / 调查总人数 ×100%
3.5.4 老年人超重和肥胖率 内涵:超重和肥胖使用体质指数 BMI 作为判断依据,BMI = 体重(kg)/ 身高(m)^2。根据《中国成人超重和肥胖症预防与控制指南》标准,BMI ≥ 24 即判定为超重和肥胖	BMI ≥ 24 的老年人口数 / 调查总人数 ×100%
4. 社会功能发挥 内涵:指老年人内在能力与家庭环境、居住环境、人际交往环境等环境的互动以实现个体价值的过程	/

指标及内涵	测量要点及公式
4.1 人际交往 内涵:指老年人在社会活动中与其他个体进行信息交换及反馈的过程,常从信息交换频率、感知水平方面进行测量	/
4.1.1 人际高频交流率 内涵:人际交往界定为与朋友(含邻居)、亲戚聊天、通话。其中聊天、通话包括见面、社交媒体沟通及点赞行为。一周总共聊天、通话 4 ~ 6 次即为频繁,通过问卷一对一问答测量	人际交往高频的老年人口数 / 调查总人数 ×100%
4.1.2 自感孤独率 内涵:自感孤独是指平日有孤独的感觉,且没有可以信赖的或愿意袒露心事的亲友。通过问卷一对一问答测量	自感孤独的老年人口数 / 调查总人数 ×100%
4.2 社区参与 内涵:指老年人自觉自愿参加社区各项活动或事务或参与文体等各类公共活动的过程,反映老年人社会适应状态	/
4.2.1 老年人社区公共事务参与率 注:社区公共事务参与包括社区公共物品的生产与供给和社区公共服务的设立与开展。社区公共事务参与是指参与社区政治生活,包括民主选举、民主决策、民主管理、民主监督等	参与社区公共事务的老年人口数 / 调查总人数 ×100%
4.2.2 老年人社区非正式社团参与率 注:非正式社团包括但不限于广场舞队、兴趣协会、老年协会等	社区非正式社团参与的老年人口数 / 调查总人数 ×100%
4.3 社会贡献 内涵:指老年人在社会生产等活动中的付出及劳动所体现的自身价值	/
4.3.1 老年注册志愿者占比 注:老年注册志愿者是符合《志愿服务记录办法》《中国注册志愿者管理办法》,年龄 ≥ 60 岁的志愿者	注册老年志愿者数 / 调查总人数 ×100%

指标及内涵	测量要点及公式
4.3.2 老年人从事社会工作率 注：社会工作是指生产、文娱、照看孙辈、有偿再就业及商业活动等	从事社会工作老年人口数 / 调查总人数 ×100%
5. 满意归属程度 5.1 社区满意度 内涵：指老年人对社区建设与服务、社会保障等方面满意程度	/
5.1.1 老年人对社区环境舒适性的满意度 注：通过一对一问答问卷测量，然后请调查对象从"很不满意、较不满意、一般、较满意、很满意"中选择一项	对社区环境较满意及以上的老年人口数 / 调查总人数 ×100%
5.1.2 老年人对社区就医、养老便捷性的满意度 注：通过一对一问答问卷测量，然后请调查对象从"很不满意、较不满意、一般、较满意、很满意"中选择一项	对社区就医、养老的较满意及以上的老年人口数 / 调查总人数 ×100%
5.1.3 老年人对社区其他综合服务的满意度 注：其他综合服务是指社区环境卫生、娱乐、警务、教育、关怀保障服务	对社区其他综合服务较满意及以上的老年人口数 / 调查总人数 ×100%
5.2 社区归属度 内涵：指老年群体对所在社区的归属感和身份认同水平	/
5.2.1 老年人社区归属度 注：通过询问"如果让你从社区搬走，您会舍不得"，然后请调查对象从"从未、有时、一般不会、没有、经常"5 个程度等级依次打分	打分在 3 分以上的老年人口数 / 调查总人数 ×100%
5.2.2 老年人社区认同度 通过询问"您喜欢现在居住的小区 / 村庄，您进入小区 / 村庄就有家的感觉"，然后请调查对象从"从未、有时、一般不会、没有、经常"5 个程度等级依次打分	打分在 3 分以上的老年人口数 / 调查总人数 ×100%

（四）指标权重结果及指标建议标准值

1. **指标权重** 运用层次分析法（analytic hierarchy process，AHP）确定各指标权重和组合权重，相关分析结果如下。

（1）构建层次分析结构：根据 AHP 步骤，构建层次分析结构，目标层设为社区健康老龄化评价指标体系，准则层设为指标工具的一级指标和二级指标，方案层设为三级指标。

（2）构造判断矩阵：根据 AHP 要求和步骤，根据 Satty 相对重要性等级表构建判断优选矩阵，计算判断矩阵的特征向量、最大特征根，并进行一致性检验。因篇幅有限，仅列出部分一二级指标判断优选矩阵作为示例，详见表 2-10 和表 2-11。

表 2-10　判别优选矩阵——一级指标

一级指标	社区健康支持	社区健康环境	人群内在能力	社会功能发挥	满意归属程度	M_{ij}	几何均数	权重 W_i
社区健康支持	1	8	8	5	5	0.970	0.994	0.199
社区健康环境	1/8	1	5	5	5	0.876	0.974	0.195
人群内在能力	1/8	1/5	1	5	5	0.911	0.981	0.196
社会功能发挥	1/5	1/5	1/5	1	8	1.199	1.037	0.207
满意归属程度	1/5	1/5	1/5	1/8	1	1.077	1.015	0.203

表 2-11　判别优选矩阵——二级指标（部分）社区健康环境指标

二级指标	适老环境建设	社区关怀保障	健康资源配置	M_{ij}	几何均数	权重 W_i
适老环境建设	1	8	8	0.844	0.967	0.193
社区关怀保障	1/8	1	5	1.045	1.009	0.202

续表

二级指标	适老环境建设	社区关怀保障	健康资源配置	M_{ij}	几何均数	权重 W_i
健康资源配置	1/8	1/5	1	1.094	1.018	

2. 确定指标权重系数和组合权重系数 根据层次分析法（AHP）步骤，在判断矩阵基础上计算指标权重，然后运用乘积法计算指标组合权重，相关结果详见表 2-12。对指标工具及构建矩阵进行一致性检验，发现目标层、各准则层的一致性检验指标 CR 在 0.000～0.001，平均值各个矩阵 CR 均 <0.10，构建的矩阵无逻辑错误，一致性好，该权重可以接受。

表 2-12 各级指标权重

一级指标	权重系数	二级指标	权重系数	三级指标	权重系数	组合权重
社区健康支持	0.199	1.1	0.349	1.1.1	0.259	0.090
				1.1.2	0.255	0.089
				1.1.3	0.252	0.088
				1.1.4	0.235	0.082
		1.2	0.320	1.2.1	0.496	0.159
				1.2.2	0.504	0.161
		1.3	0.331	1.3.1	1.000	0.331
社区健康环境	0.195	2.1	0.335	2.1.1	0.515	0.173
				2.1.2	0.485	0.163
		2.2	0.339	2.2.2	0.357	0.121
				2.2.3	0.308	0.105
		2.3	0.326	2.3.1	0.253	0.082
				2.3.2	0.257	0.084
				2.3.3	0.244	0.079
				2.3.4	0.246	0.080

一级指标	权重系数	二级指标	权重系数	三级指标	权重系数	组合权重
人群 内在能力	0.196	3.1	0.193	3.1.1	0.515	0.100
				3.1.2	0.485	0.094
		3.2	0.202	3.2.1	0.515	0.104
				3.2.2	0.485	0.098
		3.3	0.204	3.3.1	0.497	0.101
				3.3.2	0.503	0.102
		3.4	0.200	3.4.1	1.000	0.200
		3.5	0.201	3.5.1	0.239	0.048
				3.5.2	0.258	0.052
				3.5.3	0.253	0.051
				3.5.4	0.250	0.050
社会 功能发挥	0.207	4.1	0.317	4.1.1	0.515	0.163
				4.1.2	0.485	0.154
		4.2	0.336	4.2.1	0.501	0.168
				4.2.2	0.499	0.168
		4.3	0.347	4.3.1	0.500	0.173
				4.3.2	0.500	0.173
满意 归属程度	0.203	5.1	0.499	5.1.1	0.333	0.166
				5.1.2	0.336	0.167
				5.1.3	0.331	0.165
		5.2	0.501	5.2.1	0.504	0.252

三、社区健康老龄化指标建议标准值

指标的建议标准值可以通过以下方式结合确定：一是参考《"十三五"
国家老龄事业发展和养老体系建设规划》《"十三五"健康老龄化规划》《"健
康中国 2030"规划纲要》和民政行业标准《老年人能力评估》等文件或标

准，搜集相关指标标准值；二是采用相关研究的调查资料指标均值作为建议标准值；三是通过关键知情人访谈、专家咨询论证和文献复习等方式确定（表 2-13）。

表 2-13　指标建议标准值确定

三级指标	建议标准	参考来源
1.1.1 成立健康老龄化领导小组，有明确的工作章程和制度	1	《"十三五"国家老龄事业发展和养老体系建设规划》
1.1.2 制订健康老龄化专项工作方案及考核方案	1	《"十三五"健康老龄化规划》
1.1.3 将健康老龄化纳入社区发展总体规划中	1	某市老龄办部门提供的资料
1.1.4 制定老年人才开发利用专项规划，将老年协会、老年学校创建纳入社区工作重要议事议程	1	
1.2.1 有明确的老龄事业发展的财政保障政策	1	《"十三五"健康老龄化规划》
1.2.2 老龄事业经费投入占社区财政支出的比例	不减少	某市《"十三五"老龄事业发展和养老体系建设规划》
1.3.1 街道、乡（镇）老龄工作人员配备率	95%	
2.1.1 社区内具备健身场所、公共文化娱乐场所或主题公园，有足够的、维护良好的公用长椅	1	现场访谈
2.1.2 楼道内或社区中有防止老年人摔倒的台阶扶手，社区内具有加大加粗字体标识	1	专家咨询
2.2.1 城乡基本养老保险参保率	90%	《"十三五"国家老龄事业发展和养老体系建设规划》
2.2.2 基础老年法律援助覆盖率	75%	
2.3.1 每千名老年人拥有养老床位数	30	
2.3.2 每千名老年人拥有全科执业医师（助理）数	0.44	专家咨询、文献研究
2.3.3 65 岁以上老年人健康管理率	70%	《"十三五"国家老龄事业发展和养老体系建设规划》
2.3.4 社区医疗机构开通老年人挂号、就医等便利服务"绿色通道"的比例	100%	《"十三五"深化医药卫生体制改革规划》

续表

三级指标	建议标准	参考来源
3.1.1 老年人自感健康良好率	80%	民政行业标准《老年人能力评估》
3.1.2 老年人生活基本自理率	81.3%	抽样调查资料
3.2.1 近1个月内焦虑、抑郁的老年人占比	2%	文献研究
3.2.2 近1个月内具有语言身体攻击行为的老年人占比	<2%	专家研讨
3.3.1 认知受损或认知障碍的老年人占比	<0.7%	
3.3.2 具有一定自主学习能力的老年人占比	60%	
3.4.1 年均收入报酬满足自我需求的老年人占比	84%	
3.5.1 老年人"中国公民健康素养"知晓率	10%	《"十三五"国家老龄事业发展和养老体系建设规划》
3.5.2 老年人周体育锻炼率	40%	抽样调查资料、专家研讨、文献研究
3.5.3 老年人慢性病健康管理率	87.8%	
3.5.4 老年人超重和肥胖率	32.9%	
4.1.1 人际高频交流率	50%	专家研讨
4.1.2 自感孤独率	5%	文献研究
4.2.1 老年人社区公共事务参与率	27.1%	专家研讨
4.2.2 老年人社区老年兴趣社团参与率	20%	文献研究
4.3.1 老年注册志愿者占比	12%	《"十三五"国家老龄事业发展和养老体系建设规划》
4.3.2 老年人从事社会工作率	19.7%	抽样调查资料
5.1.1 老年人对社区环境的满意度	70%	专家研讨
5.1.2 老年人对社区就医、养老便捷性的满意度	67.6%	
5.1.3 老年人对社区其他综合服务的满意度	73.3%	
5.2.1 老年人社区归属度	90%	
5.2.2 老年人社区认同度	90%	

第五节　社会资本与健康老龄化的关系

一、个体社会资本与老年健康的关系

据文献研究，个体水平的社会资本主要测量了社会联系、社会网络和社会支持；社区水平的社会资本主要测量社区信任、社区凝聚力和社会控制。国外关于社会资本与老年人健康，一般采取队列研究的方法进行研究。例如日本学者开展的一项 ≥ 65 岁的 51 280 名老年人队列研究表明，拥有较高社区社会资本和良好个人社会资本的老年人牙齿脱落的可能性较低。有学者对 ≥ 55 岁老年人进行了为期 7 年的随访，发现社会参与可以提升老年人的智力水平和躯体健康水平。Yasunaga M 基于社会资本理论，对老年人进行代际干预，提升老年人个人的社会资本，进而提升整个社区的社会资本，最终实现健康老龄化。Cao J 在印度尼西亚 ≥ 50 岁的老年人展开的一项社会资本与健康老龄化调查中，通过自评健康、ADL、慢性病情况、精神健康 4 个方面衡量健康，利用邻里之间的信任和社区参与来衡量社会资本。结果发现，高水平社会资本与日常生活能力、精神健康、独立性等高度相关，但是社会资本与慢性病之间的关系并没有统计学上的意义。经过综合研究认为，政策提供者要重视社会资本的提升，从而减轻较差健康所带来的后果，进而提升健康老龄化水平。

通过以上文献复习可知，多数研究都曾从社会资本与老年健康角度进行探讨，但涉及健康的多维度测量则较少。健康是个多维度概念，目前尚无一个统一的标准。国外关于多维健康的测量，目前可分为以医院为基础的评估和以社区为基础的评估。医院内评估多采用老年综合健康评估（comprehensive geriatric assessment，CGA）量表。该量表主要从老年人的病情、心理健康、认知状况、功能状况、环境背景等评估老年人的整体健康状况，根据评估结果制定相关康复计划和随访计划。CGA 能够及时发现老年人的健康问题，并进行早期干预，能显著降低医疗费用、提高患者满意度。

以社区为基础的评估多采用美国杜克大学老龄化研究中心创立的 OARS 量表、Gurland 1977 年创立的综合评价量表（Comprehensive Assessment and Referral Evaluation，CARE）以及 Lawton1982 年创立的费城老年中心多水平评价量表（Philadelphia Geriatric Centre Multilevel Assessment Instrument，PGCMAI）。OARS 量表主要包括躯体健康、精神健康、ADL、经济状况

及社会资源状况 5 个部分。该问卷评估系统完善，信效度较好，在世界各地多个国家广泛应用。CARE 量表不仅可以评估老年人群多维健康，还可以评估卫生服务需求与利用情况。巴西的 Clovis Alexandrino-Silva 等利用简短 CARE 量表研究 367 名老年人的生活事件、社会支持与老年晚期抑郁之间的关联程度，结果表明社会支持缺失、负性生活事件与晚期抑郁症相关。PGCMAI 量表包括 ADL、认知能力、感知环境、个人适应性、躯体健康、社会交往、时间利用等维度，涵盖范围较广。PGCMAI 量表目前有 3 个版本，完整版有 147 个条目，中等长度版 68 个条目，简短版包含 24 个条目。

除了以上 3 个量表，国外还有其他多维健康量表。例如，在英国社区调查中使用的简明筛查量表（Brief Screening Questionnaire，BSQ）涵盖 ADL、认知损害、经济影响、听力损害、精神健康、多重用药情况、社会联系及视力损害；主要在美国社区、养老院以及初级护理机构使用的功能评估量表（Functional Assessment Inventory，FAI）评估内容比 OMFAQ 量表少 90 条，涵盖 ADL、经济资源（职业和收入）、精神健康、生活满意度、躯体健康、社会资源等；加拿大使用的老年筛查问卷（Geriatric Screening Questionnaire GSQ）评估的对象主要是日间医院或门诊病人，评估的主要内容为 ADL、临床症状以及情感功能等；创建于 1994 年的 EASY-Care 量表在高收入、中收入和低收入国家均有很好的接受度，有望发展为一项全球通用的整体健康评估量表。EASY-Care 量表经过 1999 年、2004 年、2010 年等修订完善后，现涵盖躯体健康、精神健康和社会健康 3 个部分，共 49 个核心问题。

在我国，社会资本的基本思想和基本观点在老年健康领域已经有所体现。有人从微观、中观、宏观等方面对社会资本与老年人心理健康进行研究，提出开发老年人社会资本十分重要，社会资本可在有限的卫生条件下最大限度地提升老年人的心理健康；有人从社会资本中的社会支持、社会规范、信任等要素分析了农村老年人心理健康状况，结果表明在家庭代际关系变迁中增加老年人的社会资本存量，重新树立老年人自身的价值、重新整合社会孝文化是减轻农村老年人心理健康问题的有效途径。一项在山东省农村居民中进行的研究发现，社会资本与健康、社会资本与幸福感都存在显著的正相关关系。

以上研究充分显示了社会资本与老年人健康有不可分割的联系，社会资本这种无形资源或可预示着提高老年人健康水平的途径，具有重要的政策含义。然而，与国外研究现状相似，国内关于社会资本与多维健康的研究尚在少数。

国内对多维健康测量起步较晚，直到 20 世纪 90 年代，才有人对 OARS 量表进行翻译修订，从躯体健康、ADL、社会健康、精神健康、经济状况和社区卫生服务利用 6 个方面测量上海某城区 2 005 名 ≥ 60 岁社区老年人的健康状况，结果显示 OARS 问卷中文版的信度较好。

2009 年有人利用 OARS 问卷汉化版，采取随机抽样的方法对武汉社区 ≥ 60 岁老年居民进行问卷调查。结果显示：躯体健康、精神健康与社会经济状况、日常生活能力密切相关；应用多维健康评价可以较为客观地反映老年人的健康状况；研究对象中精神健康优良者比例最高，达 88.7%，社会健康、经济状况、躯体健康优良者分别为 83.3%、66.5%、50.9%，其中 ADL 优良者比例最低，仅为 45.0%；老年人群综合健康状况优良者占 36.7%，一般者为 45.4%，较差者占 17.9%。

2013 年，有学者通过 Delphi 法，并结合我国实际，编制了中国老年人健康综合功能评价量表，包括生活功能状态、精神心理状态、社会状况 3 大维度，7 项指标，共 67 个条目，通过调查养老机构、医院和社区的老年人，对量表的信度、效度、反应度及临床可行性进行了考评，结果表明该量表具有较好的信度、效度及反应度，可作为老年人健康问题的发现及干预的评价工具。

2015 年，有人在国外常用量表汉化版的基础上，结合我国特有文化背景，将认知功能评价纳入老年人综合健康评价中，结合 Delphi 法、经典测量理论和条目反应理论进行条目综合筛选，量表共包含 6 个维度 30 个条目，内容简洁明了，适合我国国情，具有良好的信度与效度。有学者利用中文版的 OARS 问卷对深圳 496 名 60 岁以上退休老年人的 ADL、躯体健康、精神健康、经济状况和社会健康 5 个方面进行健康评估。多维健康结果显示：健康状况较好、一般和较差的比例分别为 58.06%、40.12% 和 1.81%，5 个维度中，躯体健康损害率最高。

2016 年，一项研究采用 OARS 汉化版问卷和 MMSE 量表对辽宁省贫困地区养老机构中的老年人的健康状况进行多维评价。结果显示，机构养老的老年人健康状况较好、一般、较差的比例分别为 55.9%、31.8%、12.3%；健康状况随年龄的增长而下降，随文化程度的增高而升高；ADL 及认知能力

状况较好者的构成比明显低于其他 4 个维度；躯体健康与 ADL、认知功能
关系最为密切（ $P < 0.01$ ）。

综上研究可以得出以下结论：拥有较高社区社会资本和良好个人社会资
本的老年人会拥有比较好的躯体健康状况，可以提升老年人的智力水平；高
水平社会资本与日常生活能力、精神健康、独立性等高度相关；政策提供者
重视社会资本的提升可以减轻不良健康后果，进而提升健康老龄化水平。我
国的多维健康研究起步较晚，老年人群多维健康量表多由国外成熟量表翻译
而来，进行了不同现场使用，取得一定效果。

二、组织社会资本与健康老龄化的关系

从组织社会资本的概念上来看，Schneider 对组织社会资本的描述为：
"以非营利性为宗旨，依靠组织或社区中信任网络建立，且组织可以利用其
实现它的目标"。Nahapiet & Ghoshal 最早提出结构 - 关系 - 认知经典三维
测量框架，包含组织内网络（结构维度）、透过网络、规范、认同建立的信
任和网络参与（关系维度），以及组织整体的默认规则、共同语言、共有符
号等（认知维度）3 个维度。Bolino 发现，组织行为中的职务外参与、员工
忠诚、服从、社会参与与组织社会资本的 3 个维度具有具体和直接的关系，
对组织社会资本积累具有积极作用。Valeriano Sanchez-Famoso 等指出，社
会资本对企业创新有直接且积极的影响。Backer 认为，组织管理者可以通过
培育组织内部的社会资本来增强组织能力。Carter Gibson 指出，社会资本可
以帮助组织获得更多交流的机会进而获得更多的资源和项目，但社会资本的
建设也带来优秀人才流失等负面影响。Wenpin Tsai 认为，工作组织内部成
员的相互喜欢以及高度信任，组织成员对价值观的高度认同以及共享语言的
行为等，都有助于组织绩效的提高。Tsasis P 分析总结了以往组织层面社会
资本研究存在的问题：①研究的重心多为社会资本在组织层面带来的结果，
如创新能力、资源获取能力等，较少涉及组织间的互动、协调及合作；②大
多数研究为单维度的，如组织中的个体维度、组织内维度、组织间维度，这
种单维度的分析倾向忽视了这样一个事实，即无论个人还是集体的行为，都
是发生、嵌入组织环境中的；③组织社会资本的理论运用在非营利组织、非
政府组织中，特别是欧美以外国家的这类组织中，这些也成为以后对组织社
会资本存量研究的一个方向性指标。Kostova 则跨越层次视角，从组织内个
体出发，认为个体网络的积累质变为个体的社会资本，然后通过在组织内的

共享行为和组织对个体社会资本的融合，进行个体社会资本向组织社会资本的转化。同样作为跨层次视角，Ibarra 认为由于组织内部分个体的目标和利益的双重性会驱使个体保留部分社会资本，形成组织内的"派系"，这种小集团实际上会致使组织出现病态的社会资本和所谓的公地悲剧。而 Wang 等认为，组织内部社会资本包括信任、支持等维度是提高组织绩效的新视角。

在对社会资本的研究上，我国学者对组织社会资本的研究集中在企业以及有关社会组织中，仅有数篇研究文献将社会资本概念引入养老服务组织中。赵公民就以民办养老组织为调查对象，以组织的吸收能力作为中介变量，分别采用与同行业主要竞争者相比机构被表彰次数、与同行业主要竞争者相比机构盈利情况、与同行业主要竞争者相比机构入住老人比例、与同行业主要竞争者相比机构区域影响力 4 项指标，作为组织绩效变量，发现组织市场社会资本、公共社会资本、政府社会资本、内部社会资本均能正向影响民办养老机构绩效。对在南京市某民办养老组织的一项研究表明，社会资本分别在组织的横向联系、纵向联系、社会联系中资源获取的影响力作为绩效测量标准。由于组织中财富再分配制度和相应的法律法规的缺失，则会导致互惠、规范等社会资本亏空。而组织成员参与网络的不健全，结构途径单一，信息的相对闭塞使得社会资本的利用率更低，社会效益的隐性也是造成网络参与社会资本缺失的关键原因。有人运用林南和福山的社会资本理论，对民办养老服务组织的问题进行分析，并创造性地提出在平等和不平等的社会结构中组织构建社会资本的政策性建议。有学者从规范、网络和资源层面分别分析了城市社区养老社会资本缺失的现状，提出了有针对性的建议。相同研究比较详细地阐述了社区的社会资本的 2 个层面内涵，认为整个社区本身的微观，中观 2 个层面的社会资本是社区治理和社区建设的重要参照指标。

关于组织间社会资本与公共应急组织弹复力的研究提出了组织间社会资本运营化的新概念，认为科学的组建能力，较完善的过程型、具有软约束力和规范型机制的形成应当致力于在组织内建立起应急组织网络的愿景共同体。有研究者对组织社会资本作为研究对象，分析了组织与政府、企业、市民和媒体的关系，探索组织社会资本匮乏对组织的影响的同时，提出组织今后生存与发展的思考。有研究者以 A 组织为例子，对组织的社会资本状况进行研究，分析其与政府、企业等各部门之间的关系，提出提升组织外部社会资本存量的对策是要改善组织外部社会环境，并提示扩充组织社会资本水平是组织寻求发展的主要路径。一项研究发现，在组织内部社会资本通过提供被利用式学习进而对企业的绩效产生正向影响。依据组织关系主体间权力关系与方向的差异，有学者将组织社会资本分为横向社会资本、纵向社会资本；组织横向社会资本是指组织与其他相关平等主体之间形成的稳定的社会关系及其间的资源；组织纵向社会资本是指组织与政府及相关职能部门间培养出的相对稳定的社会关系及其间的资源。主体之间相对平等和权力的不对称性分别是组织横向社会资本、纵向社会资本的典型特征。一项社区民间组织社会资本的调查提示，社区民间组织能承担政府的部分社会职能，是非常庞大和坚实的政府及居民之间的纽带，是"小政府、大社会"创新管理模式的基础，能够使政府从烦冗的社会事务的具体操作中剥离出来，回到"守夜人"的典型岗位。这种组织实际上是社会积极的公民精神的体现，可以增强公民与政府之间的互动，促进相互间的协商与合作，降低治理成本，减轻治理压力，提高治理效率。此外，还有利于民间组织发展策略、民间非营利组织的发展等研究。

三、宏观社会资本与健康老龄化的关系

宏观社会资本主要侧重于研究社会资本的网络如何嵌入较大的政治经济系统或文化与规范的系统之内。宏观层面社会资本通过形成和展开的社会资本网络嵌入较大的政治经济系统或文化与规范的系统之中，共同作用于整个系统中个体维护和促进健康的能力以及个体在国家系统中的发展，从而导致个体的健康水平的变化。因此，关于社会资本的研究报道多集中于个体社会资本这种微观层面，对宏观层面的社会资本的研究则可能不足，尤其在健康老龄化领域更为显著。健康老龄化作为一项国家战略问题，其实现需要整个国家政治、经济和文化系统的联动与协作，而社会资本关注形成和展开的社会资本的网络如何嵌入这一系统之中，为宏观社会资本与健康老龄化的研究提供了一定空间。宏观社会资本测量主要测量"社会支持"和"对一般人的信任""对组织的信任"3个指标，这些指标和健康老龄化具有一定联系。例如，Knack 和 Keefer 使用世界价值观调查的数据研究了 29 个国家的社会资本水平与经济增长的关系。Semih 等人使用欧洲价值观调查的数据，分析了社会资本、创新和人均收入之间的相互作用关系。我国学者使用世界价值观的数据分析了社会资本与区域发展差异的关系，并通过分析家庭追踪调查

数据发现社会资本对健康状态产生了积极的影响，且社会资本可以有效地减缓收入差距对个人健康的损害。有人通过对 2013 年中国健康与养老追踪调查数据分析得出客观的社会支持与农村老年人的心理健康之间存在因果关联，农村老年人获得子女提供的经济支持、日常照料对其身心健康具有积极影响。

第三章	个体层面社会资本与老年人多维健康关系

个体社会资本与老年人多维健康是健康老龄化研究的重要组成部分，可通过应用个体社会资本测量工具和老年人多维健康测量工具开展一定人群调查研究，对获取的老年人社会资本和多维健康方面的数据进行分析，探讨老年人个体社会资本与老年人多维健康的关系，以及起作用的微观社会资本要素及其影响因素。

下面以笔者在合肥市、宣城市和阜阳市的调查数据为例，分析老年人多维健康现状。

第一节　调查对象应具备的基本特征

被调查的 1 810 名老年人年龄 ≥ 60 岁，对于智力发育不正常、语言表达障碍、交流障碍的老年人，则询问其家人或监护人，如找不到监护人或监护人对其状况不甚了解，则将该老人从库中剔除。调查对象一般人口学特征见表 3-1。

表 3-1　调查对象一般人口学特征

变量	分类	例数	构成比 /%
性别	男	770	42.5
	女	1 040	57.5
年龄	60 ~ 65 岁	483	26.7
	65 ~ 70 岁	456	25.2
	70 ~ 76 岁	362	20.0
	≥ 76 岁	509	28.1
BMI	< 18.5	186	10.3

变量	分类	例数	构成比 /%
BMI	18.5 ~ 23.9	1 025	56.6
	≥ 24	599	33.1
户籍	城市	801	44.3
	农村	1 009	55.7
居住情况	独居	243	13.4
	非独居	1 567	86.6
	配偶	1 297	71.7
	子女	506	28.0
	孙子女	185	10.2
	其他	8	0.4
婚姻状况	已婚 / 同居	1 402	77.4
	未婚	12	0.7
	离婚	7	0.4
	丧偶	389	21.5
文化程度	小学及以下	1 291	71.3
	初中	291	16.1
	高中或中专	163	9.0
	大专及以上	65	3.6
吸烟状况	不吸烟 / 已戒烟	1 511	83.5
	吸烟	299	16.5
饮酒情况	不饮酒 / 已戒酒	1 554	85.9
	饮酒	256	14.1

第二节　调查对象拥有的社会资本现状

一、社会资本测量问卷信效度

（一）社会资本测量问卷的探索性因子分析

1. 数据适宜性　一般采用 KMO（Kaiser-Meyer-Olkin）统计量和 Bartlett

球形检验来判断社会资本测量问卷是否适合进行因子分析。通常认为，当 KMO 检验值 > 0.9 时效果最好，> 0.7 时效果尚可；此外，当 Bartlett 球形检验结果显示 $P < 0.001$ 时，球形假设可以被拒绝，指标之间并非独立，取值是有关系的，社会资本测量问卷适合做因子分析。

2. 社会资本公因子提取　采用主成分分析法提取公因子，使用累计贡献率，进行 Quartimax 旋转后，除公因子 1 的因子贡献率稍微减少外，其余 4 个公因子的因子贡献率都稍微增加（表 3-2）。

表 3-2　各因子的特征根、贡献率及累计贡献率

因子（主成分）	旋转前			旋转后		
	特征根	贡献率 /%	累计贡献率 /%	特征根	贡献率 /%	累计贡献率 /%
1	9.211	41.866	41.866	5.597	25.439	25.439
2	2.450	11.137	53.003	3.407	15.487	40.926
3	1.583	7.195	60.198	3.063	13.923	54.850
4	1.541	7.005	67.203	2.176	9.889	64.739
5	1.141	5.188	72.391	1.683	7.652	72.391
6	0.817	3.715	76.105			
7	0.707	3.212	79.317			
8	0.648	2.947	82.264			
9	0.638	2.898	85.162			
10	0.549	2.496	87.658			
11	0.513	2.334	89.992			
12	0.460	2.091	92.083			
13	0.383	1.743	93.826			
14	0.328	1.492	95.318			
15	0.280	1.272	96.590			
16	0.213	0.969	97.559			

因子(主成分)	旋转前			旋转后		
	特征根	贡献率/%	累计贡献率/%	特征根	贡献率/%	累计贡献率/%
17	0.158	0.716	98.275			
18	0.118	0.537	98.812			
19	0.086	0.392	99.204			
20	0.081	0.368	99.572			
21	0.069	0.311	99.883			
22	0.026	0.117	100.000			

3. 社会资本公因子的含义　因子载荷矩阵是用来反映变量的变异主要是由哪些因子解释的，经方差最大化正交旋转后的因子载荷矩阵见表 3-3。结果显示：条目 15～19 的变异主要由第 1 个公因子解释，命名为"归属感"因子；条目 9～14 的变异主要由第 2 个公因子解释，命名为"社会联系"因子；条目 5～8 的变异主要由第 3 个公因子解释，命名为"社会支持"因子；条目 1～4 的变异主要由第 4 个公因子解释，命名为"社会参与"因子；条目 20～22 的变异主要由第 5 个公因子解释，命名为"互惠"因子。研究共提取了 5 个公因子，总体符合问卷设计，问卷具有较好的效度。

表 3-3　旋转后的因子载荷矩阵

条目	主成分				
	1	2	3	4	5
1. 近一年,您参加正式团体(党组织或民主党派、选举等)的情况	0.210	0.051	0.183	**0.543**	-0.229
2. 近一年,您参加非正式团体(广场舞、老乡会、兴趣协会等)的情况	0.082	0.061	0.132	**0.702**	0.081
3. 近一年,您担任小区/村庄志愿者(协管员、楼道管理员等)的情况	0.076	0.027	0.053	**0.786**	0.042

条目	主成分				
	1	2	3	4	5
4. 近一年,您参加小区/村庄开展的为老服务(如健康讲座、文体活动)情况	0.119	0.057	0.084	**0.704**	0.193
5. 当您遇到困难时,有人为您提供精神上的支持(如安慰您)	0.276	0.217	**0.776**	0.068	0.262
6. 当您遇到困难时,有人为您提供物质上的支持(如借钱给您)	0.277	0.231	**0.791**	0.040	0.278
7. 当您遇到困难时,有组织或非正式团体为您提供精神上的支持	0.277	0.057	**0.857**	0.258	− 0.046
8. 当您遇到困难时,有组织或非正式团体为您提供物质上的支持	0.277	0.070	**0.855**	0.256	− 0.043
9. 您和子女联系的密切程度	0.258	**0.739**	− 0.038	− 0.001	− 0.034
10. 您和亲戚联系的密切程度	0.103	**0.779**	0.083	0.120	− 0.056
11. 您和朋友/邻居联系的密切程度	0.228	**0.708**	0.155	0.133	0.139
12. 您信任您的家人	0.437	**0.679**	0.047	− 0.050	0.101
13. 您信任您的朋友	0.442	**0.710**	0.153	− 0.020	0.150
14. 您信任和您同一个小区/村庄的人	0.527	**0.558**	0.197	0.007	0.160
15. 您对小区/村庄发生的事情比较关注	**0.741**	0.204	0.096	0.188	− 0.093
16. 您认为小区/村庄比较和谐	**0.896**	0.204	0.145	0.069	0.026
17. 您喜欢现在居住的小区/村庄	**0.918**	0.183	0.139	0.060	0.072
18. 您进入小区/村庄就有家的感觉	**0.913**	0.181	0.137	0.070	0.090
19. 如果让您从本小区/村庄搬走,您会舍不得	**0.852**	0.132	0.089	0.069	0.152
20. 当亲戚有困难时您会主动帮忙	0.513	0.308	0.205	0.108	**0.629**
21. 当邻居/朋友有困难时您会主动帮忙	0.512	0.295	0.226	0.089	**0.668**
22. 当陌生人有困难时您会主动帮忙	0.386	0.090	0.209	0.169	**0.682**

（二）社会资本测量问卷的验证性因子分析

根据已设计的量表，按照社会资本的维度和相关条目，利用 AMOS21.0 软件建立一个标准化系数的验证性因子分析的初始模型（图 3-1）。

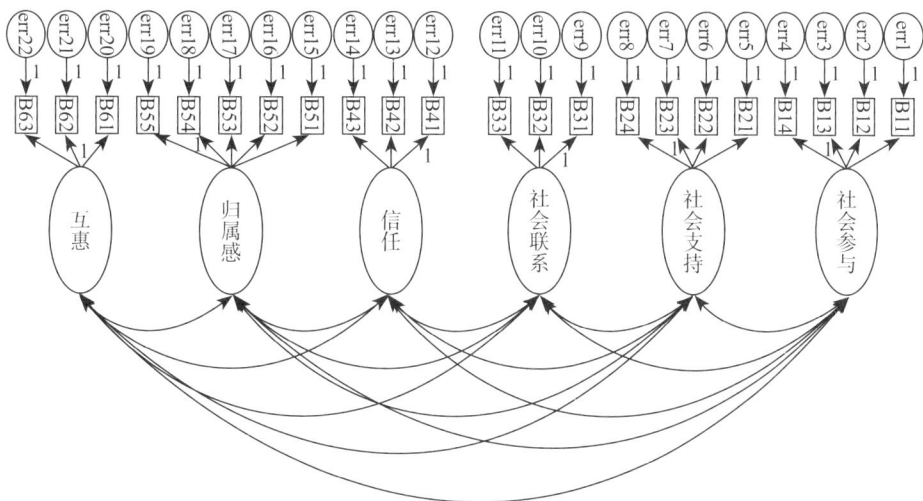

图 3-1　验证性因子分析初始模型

本模型中观察变量数为 9 个，4 个潜在变量，模型中独特样本矩元素的数量为 $9 \times (9 + 1) / 2 = 45$ 个，待估参数 24 个，模型的自由度 $= 45 - 24 = 21$，自由度 > 0，模型为过度识别模型，可以进行模型适配度的检验，以判断模型是否合适。

在本路径模型中，4 个潜在变量均有 2 个或者 2 个以上的观察指标（其中，社会参与潜在变量人为划分为 B11 和 B12，社会支持潜在变量人为划分为 B23 和 B24，信任潜在变量人为划分为 B43、B44 和 B45，归属感潜在变量人为划分为 B52 和 B54）。在研究模型中，不存在内源变量双向的因果情况，模型是一个典型的递归模型。因此，模型满足被识别的基本条件。

表 3-4 是未标准化路径系数及显著性检验，回归系数为 1，代表模型设定的固定参数，这些参数不需要估计。$P < 0.001$，代表通过检验。

表 3-4　未标准化路径系数及显著性检验

	项目		估计值	SE	CR	P	标签
B11	<---	社会参与	1.000				

续表

		项目	估计值	SE	CR	P	标签
B12	<---	社会参与	0.853	0.077	11.115	***	par_1
B23	<---	社会支持	1.000				
B24	<---	社会支持	0.999	0.011	89.584	***	par_2
B43	<---	信任	1.000				
B45	<---	信任	0.844	0.034	25.142	***	par_3
B52	<---	归属感	1.000				
B54	<---	归属感	1.009	0.019	54.404	***	par_4
B46	<---	信任	0.816	0.030	27.465	***	par_5

***：$P < 0.001$；SE：标准误（standard error）；CR：临界比值（critical ratio）。

表 3-5 显示的是测量模型系数标准化的路径系数，标准化路径系数均 > 0.5，可以接受。

表 3-5　标准化路径系数

	项目		估计值
B11	<---	社会参与	0.561
B12	<---	社会参与	0.553
B23	<---	社会支持	0.981
B24	<---	社会支持	0.992
B43	<---	信任	0.815
B45	<---	信任	0.639
B52	<---	归属感	0.926
B54	<---	归属感	0.929
B46	<---	信任	0.695

表 3-6 是测量变量的方差，其中误差的方差均为正数，只有一个（0.095）未达 0.05 水平，其他均达 0.05 显著性水平，模型界定基本没有问题。

表 3-6　模型变量的方差

变量	估计值	SE	CR	P	标签
社会参与	0.797	0.095	8.369	***	par_12
社会支持	1.999	0.072	27.880	***	par_13
信任	0.541	0.029	18.910	***	par_14
归属感	0.874	0.035	24.651	***	par_15
err1	1.732	0.093	18.642	***	par_16
err2	1.318	0.069	19.156	***	par_17
err3	0.078	0.020	3.999	***	par_18
err4	0.032	0.019	1.671	0.095	par_19
err5	0.273	0.016	17.241	***	par_20
err6	0.558	0.022	25.463	***	par_21
err7	0.145	0.012	11.610	***	par_22
err8	0.140	0.013	11.126	***	par_23
err9	0.386	0.016	23.745	***	par_24

***：$P < 0.001$；SE：标准误；CR：临界比值。

表 3-7 显示，该结构方程模型的 χ^2 值为 98.403，$P < 0.001$，拒绝虚无假设。吴明隆指出，卡方值容易受样本量的影响，当样本量较大时，卡方值也会相应变大，容易出现假设模型被拒绝（$P < 0.05$）的情形。本研究样本量为 1 810 份，因此，卡方值仅作为参考指标，同时参考其他适配统计量。绝对适配指标方面：RMSEA 值 = 0.045，RMR 值 = 0.031，GFI 值 = 0.988，AGFI 值 = 0.974；增值适配指标方面：NFI 值 = 0.991，RFI 值 = 0.985，IFI 值 = 0.993，TLI 值（NNFI 值）= 0.988，CFI 值 = 0.993；简约适配指标方面：PGFI 值 = 0.575，PNFI 值 = 0.587，PCFI 值 = 0.579，卡方自由度比 = 4.69。

表 3-7　结构方程模型适配度检验摘要

统计检验量	适配标准或临界值	检验结果数据	模型适配度判断
绝对适配指标			
χ^2 值	$P > 0.05$	98.403（$P < 0.001$）	否（参考指标）

续表

统计检验量	适配标准或临界值	检验结果数据	模型适配度判断
RMSEA 值	<0.08（<0.05 良好；<0.08 可接受）	0.045	是
RMR 值	<0.08（<0.05 良好；<0.08 可接受）	0.031	是
GFI 值	>0.90（>0.95 良好；>0.85 可接受）	0.988	是
AGFI 值	>0.90（>0.95 良好；>0.85 可接受）	0.974	是
增值适配指标			
NFI 值	>0.90（>0.95 良好；>0.85 可接受）	0.991	是
RFI 值	>0.90（>0.95 良好；>0.85 可接受）	0.985	是
IFI 值	>0.90（>0.95 良好；>0.85 可接受）	0.993	是
TLI 值（NNFI 值）	>0.90（>0.95 良好；>0.85 可接受）	0.988	是
CFI 值	>0.90（>0.95 良好；>0.85 可接受）	0.993	是
简约适配指标			
PGFI 值	>0.50	0.575	是
PNFI 值	>0.50	0.587	是
PCFI 值	>0.50	0.579	是
卡方自由度比	<3（<2 良好；<5 可接受）	4.69	是

（三）社会资本测量问卷的信度

研究使用 Cronbach α 系数对社会资本测量问卷的信度进行检验。一般认为，如果 Cronbach α 系数 $\geqslant 0.7$，则问卷很可信（表 3-8）。将社会资本测量问卷的 22 个条目全部纳入分析，结果（表 3-9）显示：社会资本测量问卷的整体 Cronbach α 系数为 0.919；社会参与维度 Cronbach α 系数为 0.652；社会支持维度 Cronbach α 系数为 0.921；社会联系维度 Cronbach α 系数为 0.870；归属感维度 Cronbach α 系数为 0.940；互惠维度 Cronbach α 系数为 0.869。因此，研究的社会资本测量问卷具有较好的内部一致性，信度较高。

表 3-8　信度高低与 Cronbach α 系数对照表

可信度	Cronbach α 系数
不可信	Cronbach α 系数 < 0.3
勉强可信	0.3 ≤ Cronbach α 系数 < 0.4
可信	0.4 ≤ Cronbach α 系数 < 0.5
很可信	0.5 ≤ Cronbach α 系数 < 0.9
十分可信	0.9 ≤ Cronbach α 系数

表 3-9　社会资本测量问卷 Cronbach α 系数

维度	条目数	Cronbach α 系数
社会参与	4	0.652
社会支持	4	0.921
社会联系	6	0.870
归属感	5	0.940
互惠	3	0.869
总体	22	0.919

二、社会资本现状

（一）社会参与

社会参与维度调查的是近一年来调查对象参加正式组织（党组织或民主党派、选举等）活动情况、参加非正式组织（广场舞、老乡会、兴趣协会等）活动情况、担任小区／村庄志愿者（协管员、楼道管理员）的情况以及参加小区／村庄开展的为老服务（如健康讲座、文体活动）情况，共 4 个条目。按照参加频率分为从未到经常，其中从未参加为 1 分，偶尔参加为 2 分，一般为 3 分，较经常为 4 分，经常为 5 分。社会参与总分为 4 个条目之和。结果显示：社会参与总体水平较低，总分在 10 分以下（满分为 20 分）的调查对象占比 80.7%。社会参与总分为 1～5 分的有 767 人，占 42.4%；

6～10分的有 694 人，占 38.3%；11～15分的有 261 人，占 14.4%；16～20分的有 88 人，占 4.9%。合肥市、宣城市、阜阳市的调查对象在社会参与上的分数有统计学差异（$\chi^2 = 181.935$，$P < 0.001$），详见表 3-10。

表 3-10　调查对象社会参与情况

社会参与总分	合肥 / 人（%）	宣城 / 人（%）	阜阳 / 人（%）	合计 / 人（%）	统计学检验
1～5 分	179（28.0）	267（44.3）	321（56.6）	767（42.4）	$\chi^2 = 181.935$
6～10 分	249（38.9）	236（39.1）	209（36.9）	694（38.3）	$P < 0.001$
11～15 分	148（23.1）	84（13.9）	29（5.1）	261（14.4）	
16～20 分	64（10.0）	16（2.7）	8（1.4）	88（4.9）	
合计	640（100.0）	603（100.0）	567（100.0）	1 810（100.0）	

（二）社会支持

社会支持维度研究的是当调查对象遇到困难时，是否有非正式组织或正式组织提供物质帮助或精神支持情况，共 4 个条目。按照帮助频率分为"从未"到"经常"，其中从未为 1 分，偶尔为 2 分，一般为 3 分，较经常为 4 分，经常为 5 分。结果（表 3-11）显示：社会支持总体一般，总分在 10 分以下的调查对象占比 35.4%。社会支持总分为 1～5 分的有 371 人，占 20.5%；6～10 分的有 269 人，占 14.9%；11～15 分的有 549 人，占 30.3%；16～20 分的有 621 人，占 34.3%。统计学结果显示，3 个市的调查对象在社会支持上有统计学差异（$\chi^2 = 48.244$，$P < 0.001$）。

表 3-11　调查对象社会支持情况

社会支持总分	合肥 / 人（%）	宣城 / 人（%）	阜阳 / 人（%）	合计 / 人（%）	统计学检验
1～5 分	143（22.3）	95（15.8）	133（23.4）	371（20.5）	$\chi^2 = 48.244$
6～10 分	96（15.0）	104（17.2）	69（12.2）	269（14.9）	$P < 0.001$
11～15 分	142（22.2）	216（35.8）	191（33.7）	549（30.3）	
16～20 分	259（40.5）	188（31.2）	174（30.7）	621（34.3）	
合计	640（100.0）	603（100.0）	567（100.0）	1 810（100.0）	

（三）社会联系

社会联系维度调查的是调查对象与子女、亲戚、朋友 / 邻居、居委会 / 村委会联系的密切程度，共 4 个条目。按照联系密切程度分为"从未"到"经常"，其中从未为 1 分，偶尔为 2 分，一般为 3 分，较经常为 4 分，经常为 5 分。结果（表 3-12）显示：社会联系维度总体评分较好，社会联系总分为 1～5 分的有 16 人，占 0.9%；6～10 分的有 112 人，占 6.2%；11～15 分的有 600 人，占 33.1%；16～20 分的有 1 082 人，占 59.8%。统计学结果显示，3 个市的调查对象在社会联系上没有统计学差异（$\chi^2 = 4.867$，$P = 0.561$）。

表 3-12　调查对象社会联系情况

社会联系总分	合肥 / 人(%)	宣城 / 人(%)	阜阳 / 人(%)	合计 / 人(%)	统计学检验
1～5 分	5(0.8)	8(1.3)	3(0.5)	16(0.9)	$\chi^2 = 4.867$
6～10 分	38(5.9)	44(7.3)	30(5.3)	112(6.2)	$P = 0.561$
11～15 分	217(33.9)	198(32.9)	185(32.6)	600(33.1)	
16～20 分	380(59.4)	353(58.5)	349(61.6)	1 082(59.8)	
合计	640(100.0)	603(100.0)	567(100.0)	1 810(100.0)	

（四）信任

信任维度调查的是调查对象信任家人、亲戚、朋友 / 邻居、同一个小区 / 村庄、居委会 / 村委会、诊所医生 / 村医、综合医院医生情况，共 6 个条目。按照信任程度分为非常不信任到非常信任，其中非常不信任为 1 分，一般信任为 3 分，非常信任为 5 分。结果（表 3-13）显示：信任程度总体较好；6～10 分的有 12 人，占 0.7%；11～15 分的有 52 人，占 2.9%；16～20 分的有 171 人，占 9.4%；21～25 分的有 720 人，占 39.8%；26～30 分的有 855 人，占 47.2%，信任程度较高。统计学结果显示，3 个市的调查对象在信任上有统计学差异（$\chi^2 = 74.435$，$P < 0.001$）。

表 3-13　调查对象信任情况

信任总分	合肥 / 人(%)	宣城 / 人(%)	阜阳 / 人(%)	合计 / 人(%)	统计学检验
6～10 分	1(0.2)	8(1.3)	3(0.5)	12(0.7)	$\chi^2 = 74.435$
11～15 分	22(3.4)	24(4.0)	6(1.1)	52(2.9)	$P < 0.001$

续表

信任总分	合肥 / 人(%)	宣城 / 人(%)	阜阳 / 人(%)	合计 / 人(%)	统计学检验
16 ~ 20 分	61(9.5)	60(9.9)	50(8.8)	171(9.4)	$\chi^2 = 74.435$
21 ~ 25 分	183(28.6)	273(45.3)	264(46.6)	720(39.8)	$P < 0.001$
26 ~ 30 分	373(58.3)	238(39.5)	244(43.0)	855(47.2)	
合计	640(100.0)	603(100.0)	567(100.0)	1 810(100.0)	

注：采用 Fisher 确切概率法。

（五）归属感

归属感维度调查的是调查对象对所居住的地方发生的事情是否关注、认为所居住的地方和谐程度、喜欢所居住的地方的程度、进入小区 / 村庄就有家的感觉的程度，以及如果让调查对象搬走，调查对象是否会舍不得，共 5 个条目。结果（表 3-14）显示：归属感总分在 1 ~ 5 分的有 34 人，占 1.9%；6 ~ 10 分的有 91 人，占 5.0%；11 ~ 15 分的有 292 人，占 16.2%；16 ~ 20 分的有 663 人，占 36.6%；21 ~ 25 分的有 730 人，占 40.3%，总体评价老年人的归属感好。统计学结果显示，3 个市的调查对象在归属感上有统计学差异（$\chi^2 = 90.087$，$P < 0.001$）。

表 3-14　调查对象归属感情况

归属感总分	合肥/人(%)	宣城/人(%)	阜阳/人(%)	合计 / 人(%)	统计学检验
1 ~ 5 分	7(1.1)	24(4.0)	3(0.5)	34(1.9)	$\chi^2 = 90.087$
6 ~ 10 分	30(4.7)	49(8.1)	12(2.1)	91(5.0)	$P < 0.001$
11 ~ 15 分	78(12.2)	111(18.4)	103(18.2)	292(16.2)	
16 ~ 20 分	206(32.2)	241(40.0)	216(38.1)	663(36.6)	
21 ~ 25 分	319(49.8)	178(29.5)	233(41.1)	730(40.3)	
合计	640(100.0)	603(100.0)	567(100.0)	1 810(100.0)	

（六）互惠

互惠维度调查的是调查对象在亲戚、邻居 / 朋友、陌生人遇到困难时主动帮忙的情况，共 3 个条目。按照帮忙程度分为 5 分。完全不会帮忙的为 1

分，非常热心帮忙为 5 分。结果（表 3-15）显示：得分在 1～5 分的有 123 人，占 6.8%；6～10 分的有 709 人，占 39.2%；11～15 分的有 978 人，占 54.0%，结果表明老年人的互惠情况一般。统计学结果显示，3 个市的调查对象在互惠维度上有统计学差异（$\chi^2 = 16.839$，$P = 0.002$）。

表 3-15　调查对象互惠情况

互惠总分	合肥 / 人（%）	宣城 / 人（%）	阜阳 / 人（%）	合计 / 人（%）	统计学检验
1～5 分	30（4.7）	39（6.5）	54（9.5）	123（6.8）	$\chi^2 = 16.839$
6～10 分	238（37.2）	235（39.0）	236（41.6）	709（39.2）	$P = 0.002$
11～15 分	372（58.1）	329（54.5）	277（48.9）	978（54.0）	
合计	640（100.0）	603（100.0）	567（100.0）	1 810（100.0）	

第三节　调查对象多维健康现状

一、自感情况

被调查的 1 810 名老年人自感健康如下（表 3-16）：自感健康很差的有 61 人，占 3.4%；自感健康较差的有 482 人，占 26.6%；自感健康一般的有 765 人，占 42.3%；自感健康较好的有 448 人，占 24.7%；自感健康很好的有 54 人，占 3.0%。统计学结果显示：3 个市的调查对象在自感健康上有统计学差异（$\chi^2 = 169.053$，$P < 0.001$）。

表 3-16　调查对象自感健康情况

自感健康	合肥 / 人（%）	宣城 / 人（%）	阜阳 / 人（%）	合计 / 人（%）	统计学检验
很差	8（1.2）	27（4.5）	26（4.6）	61（3.4）	$\chi^2 = 169.053$
较差	96（15.0）	140（23.2）	246（43.4）	482（26.6）	$P < 0.001$
一般	291（45.5）	286（47.4）	188（33.1）	765（42.3）	
较好	217（33.9）	137（22.7）	94（16.6）	448（24.7）	
很好	28（4.4）	13（2.2）	13（2.3）	54（3.0）	
合计	640（100.0）	603（100.0）	567（100.0）	1 810（100.0）	

二、躯体健康状况

被调查老年人的躯体健康状况如下（表 3-17）：躯体健康很差的有 56 人，占 3.1%；躯体健康较差的有 306 人，占 16.9%；躯体健康一般的有 634 人，占 35.0%；躯体健康较好的有 617 人，占 34.1%；躯体健康很好的有 197 人，占 10.9%。躯体健康优良率（躯体健康较好、很好的人数占总体的比率，下同）为 45.0%。统计学结果显示：3 个市的调查对象在躯体健康状况上有统计学差异（$\chi^2 = 126.529$，$P < 0.001$）。

表 3-17　调查对象躯体健康状况

躯体健康	合肥 / 人(%)	宣城 / 人(%)	阜阳 / 人(%)	合计 / 人(%)	统计学检验
很差	11(1.7)	20(3.3)	25(4.4)	56(3.1)	$\chi^2 = 126.529$
较差	66(10.3)	95(15.8)	145(25.6)	306(16.9)	$P < 0.001$
一般	214(33.4)	201(33.3)	219(38.6)	634(35.0)	
较好	229(35.8)	236(39.1)	152(26.8)	617(34.1)	
很好	120(18.8)	51(8.5)	26(4.6)	197(10.9)	
合计	640(100.0)	603(100.0)	567(100.0)	1 810(100.0)	

三、日常活动能力

调查工具是根据 ADL 和工具性日常生活活动（IADL）量表组合而来，包括吃饭、穿衣、洗漱、穿脱衣服等评价条目，共 14 个条目。若有任何一项能力受限，则认定 ADL 受限。根据这一规定，得出调查对象的日常活动能力情况如下（表 3-18）：ADL 受限 778 人，占 43.0%；ADL 不受限 1 032 人，占比 57.0%。统计学结果显示：3 个市的调查对象在 ADL 上有统计学差异（$\chi^2 = 484.343$，$P < 0.001$）。

表 3-18　调查对象日常活动能力状况

ADL	合肥 / 人(%)	宣城 / 人(%)	阜阳 / 人(%)	合计 / 人(%)	统计学检验
受限	225(35.2)	242(40.1)	311(54.9)	778(43.0)	$\chi^2 = 484.343$
不受限	415(64.8)	361(59.9)	256(45.1)	1 032(57.0)	$P < 0.001$
合计	640(100.0)	603(100.0)	567(100.0)	1 810(100.0)	

四、心理健康情况

调查工具是根据 Zung 抑郁量表修改而来，从老年人的心态、情绪、睡眠、胃口、对未来是否抱有希望的情况等 16 个条目来衡量老年人的抑郁情况。结果显示调查对象心理健康情况如下（表 3-19）：有抑郁倾向或抑郁的 920 人，占 50.8%；正常的有 890 人，占比 49.2%。可见，被调查老年人的心理健康问题十分严重，有 1/2 以上的老年人有抑郁或抑郁倾向。统计学结果显示：3 个市的调查对象在心理健康变化情况上有统计学差异（$\chi^2 = 389.408$，$P < 0.001$）。

表 3-19　调查对象心理健康情况

抑郁情况	合肥 / 人(%)	宣城 / 人(%)	阜阳 / 人(%)	合计 / 人(%)	统计学检验
抑郁倾向	242(37.8)	329(54.6)	349(61.6)	920(50.8)	$\chi^2 = 389.408$
正常	398(62.2)	274(45.4)	218(38.4)	890(49.2)	$P < 0.001$
合计	640(100.0)	603(100.0)	567(100.0)	1 810(100.0)	

五、认知状况

分析（表 3-20）显示：被调查老年人中认知状况很差的有 33 人，占 1.8%；认知状况较差的有 240 人，占 13.3%；认知状况一般的有 638 人，占 35.2%；认知状况较好的有 670 人，占 37.0%；认知状况很好的有 229 人，占 12.7%。统计学结果显示：3 个市的调查对象在认知状况上有统计学差异（$\chi^2 = 189.325$，$P < 0.001$）。

表 3-20　调查对象认知状况

认知状况	合肥 / 人(%)	宣城 / 人(%)	阜阳 / 人(%)	合计 / 人(%)	统计学检验
很差	6(0.9)	11(1.8)	16(2.8)	33(1.8)	$\chi^2 = 189.325$
较差	45(7.0)	63(10.4)	132(23.3)	240(13.3)	$P < 0.001$
一般	177(27.7)	231(38.3)	230(40.6)	638(35.2)	
较好	266(41.6)	242(40.2)	162(28.6)	670(37.0)	
很好	146(22.8)	56(9.3)	27(4.7)	229(12.7)	
合计	640(100.0)	603(100.0)	567(100.0)	1 810(100.0)	

六、经济状况

老年人经济状况如下（表 3-21）：经济状况很差的有 102 人，占 5.7%；经济状况较差的有 502 人，占 27.7%；经济状况一般的有 675 人，占 37.3%；经济较好的有 357 人，占 19.7%；经济状况很好的有 174 人，占 9.6%。经济状况优良率 29.3%。统计学结果显示：3 个市的调查对象在经济状况上有统计学差异（$\chi^2 = 237.488$，$P < 0.001$）。

表 3-21　调查对象经济状况情况

经济状况	合肥 / 人（%）	宣城 / 人（%）	阜阳 / 人（%）	合计 / 人（%）	统计学检验
很差	12（1.9）	55（9.1）	35（6.2）	102（5.7）	$\chi^2 = 237.488$
较差	141（22.0）	166（27.5）	195（34.4）	502（27.7）	$P < 0.001$
一般	245（38.3）	208（34.5）	222（39.1）	675（37.3）	
较好	139（21.7）	121（20.1）	97（17.1）	357（19.7）	
很好	103（16.1）	53（8.8）	18（3.2）	174（9.6）	
合计	640（100.0）	603（100.0）	567（100.0）	1 810（100.0）	

七、社会资源状况

老年人社会资源状况如下（表 3-22）：社会资源状况很差的有 122 人，占 6.8%；社会资源状况较差的有 473 人，占 26.1%；社会资源状况一般的有 711 人，占 39.3%；社会资源状况较好的有 357 人，占 19.7%；社会资源状况很好的有 147 人，占 8.1%。社会资源优良率为 27.8%。统计学结果显示：3 个市的调查对象在社会资源状况上有统计学差异（$\chi^2 = 129.079$，$P < 0.001$）。

表 3-22　调查对象社会资源状况

社会资源	合肥 / 人（%）	宣城 / 人（%）	阜阳 / 人（%）	合计 / 人（%）	统计学检验
很差	14（2.2）	58（9.6）	50（8.8）	122（6.8）	$\chi^2 = 129.079$
较差	117（18.3）	154（25.5）	202（35.6）	473（26.1）	$P < 0.001$
一般	267（41.7）	224（37.1）	220（38.8）	711（39.3）	
较好	155（24.2）	120（20.0）	82（14.5）	357（19.7）	
很好	87（13.6）	47（7.8）	13（2.3）	147（8.1）	
合计	640（100.0）	603（100.0）	567（100.0）	1 810（100.0）	

第四节　个体社会资本与老年人多维健康

社会资本与多维健康的 Logistic 回归分析

（一）社会资本对自感健康的影响

1. **单因素 Logistic 回归分析**　结果显示，年龄、户口、文化程度和社会资本对自感健康的影响有统计学意义。>76 岁、农村户口、小学以下文化程度和低水平社会资本与较差的自感健康相关（表 3-23）。

表 3-23　自感健康影响因素的单因素 Logistic 回归分析

变量	分类	OR	95% CI	P 值
性别	男	1.00		0.774
	女	0.95	0.64 ~ 1.39	
年龄	60 ~ 65 岁	1.00		0.007
	65 ~ 70 岁	0.83	0.55 ~ 1.26	0.385
	70 ~ 76 岁	0.75	0.48 ~ 1.18	0.212
	>76 岁	0.44	0.27 ~ 0.70	0.001
BMI	< 18.5	1.00		0.915
	18.5 ~ 23.9	1.06	0.57 ~ 1.96	0.855
	≥ 24	0.99	0.52 ~ 1.87	0.967
户口	农村	1.00		< 0.001
	城市	1.95	1.37 ~ 2.77	
居住	非独居	1.00		0.093
	独居	0.59	0.31 ~ 1.09	
婚姻	未婚 / 丧偶 / 离异	1.00		0.264
	已婚 / 同居	1.35	0.80 ~ 2.27	
文化程度	小学及以下	1.00		< 0.001
	初中及以上	2.73	1.93 ~ 3.85	
吸烟情况	吸烟	1.00		

续表

变量	分类	OR	95% CI	P 值
吸烟情况	不吸烟	0.97	0.60 ~ 1.58	0.904
饮酒情况	饮酒	1.00		
	不饮酒	1.51	0.95 ~ 2.39	0.080
社会资本	低	1.00		
	高	4.23	2.85 ~ 6.29	< 0.001

2. 多因素 Logistic 回归分析　　引入单因素分析中有统计学意义的控制变量年龄、户口、文化程度和社会资本，进行多因素 Logistic 回归分析，结果显示：年龄在 76 岁以上的调查对象自感健康较差；城市户口、文化程度较高、社会资本层次较高者自感健康往往更好。详细结果见表 3-24。

表 3-24　自感健康影响因素的多因素 Logistic 回归分析

变量	分类	OR	95% CI	P 值
年龄	60 ~ 65 岁	1.00		0.006
	65 ~ 70 岁	0.87	0.58 ~ 1.30	0.488
	70 ~ 76 岁	0.80	0.51 ~ 1.23	0.306
	> 76 岁	0.45	0.29 ~ 0.71	0.001
户口	农村	1.00		
	城市	1.85	1.31 ~ 2.60	< 0.001
文化程度	小学及以下	1.00		
	初中及以上	2.81	2.02 ~ 3.90	< 0.001
社会资本	低	1.00		
	高	4.11	2.78 ~ 6.08	< 0.001

（二）社会资本对躯体健康的影响

1. 单因素 Logistic 回归分析　　结果显示，年龄、户口、文化程度、饮酒情况和社会资本对躯体健康的影响有统计学意义。年龄在 70 ~ 76 岁与年

龄 > 76 岁、农村户口、小学以下文化程度、饮酒和低水平社会资本与较差的
躯体健康相关（表 3-25）。

表 3-25　躯体健康影响因素的单因素 Logistic 回归分析

变量	分类	OR	95% CI	P 值
性别	男	1.00		
	女	0.80	0.63 ~ 1.02	0.075
年龄	60 ~ 65 岁	1.00		< 0.001
	65 ~ 70 岁	0.80	0.60 ~ 1.05	0.102
	70 ~ 76 岁	0.64	0.48 ~ 0.86	0.003
	> 76 岁	0.44	0.33 ~ 0.59	< 0.001
BMI	< 18.5	1.00		0.643
	18.5 ~ 23.9	1.11	0.78 ~ 1.57	0.572
	≥ 24	1.18	0.82 ~ 1.72	0.371
户口	农村	1.00		
	城市	1.67	1.35 ~ 2.07	< 0.001
居住	非独居	1.00		
	独居	0.94	0.66 ~ 1.35	0.743
婚姻	未婚 / 丧偶 / 离异	1.00		
	已婚 / 同居	1.05	0.78 ~ 1.42	0.731
文化程度	小学及以下	1.00		
	初中及以上	2.08	1.64 ~ 2.64	< 0.001
吸烟情况	吸烟	1.00		
	不吸烟	1.22	0.89 ~ 1.66	0.212
饮酒情况	饮酒	1.00		
	不饮酒	1.65	1.21 ~ 2.26	0.002
社会资本	低	1.00		

续表

变量	分类	OR	95% CI	P 值
社会资本	高	2.42	1.97 ~ 2.97	< 0.001

2. 多因素 Logistic 回归分析 引入单因素分析中有统计学意义的控制变量年龄、户口、文化程度、饮酒情况和社会资本，进行多因素 Logistic 回归分析，结果（表 3-26）显示：年龄在 70 ~ 76 岁或 > 76 岁的调查对象比年龄在 60 ~ 65 岁的调查对象的躯体健康要差；城市户口、文化程度较高者、不饮酒的调查对象躯体健康要好于农村户口的调查对象（P < 0.001）；社会资本对躯体健康的影响有显著的统计学意义，社会资本可以提高躯体健康的可能性（P < 0.001）。

表 3-26　躯体健康影响因素的多因素 Logistic 回归分析

变量	分类	OR	95% CI	P 值
年龄	60 ~ 65 岁	1.00		< 0.001
	65 ~ 70 岁	0.80	0.61 ~ 1.06	0.120
	70 ~ 76 岁	0.66	0.50 ~ 0.89	0.006
	> 76 岁	0.45	0.34 ~ 0.59	< 0.001
户口	农村	1.00		
	城市	1.62	1.31 ~ 2.00	< 0.001
文化程度	小学及以下	1.00		
	初中及以上	2.24	1.79 ~ 2.82	< 0.001
饮酒情况	饮酒	1.00		
	不饮酒	1.98	1.49 ~ 2.63	< 0.001
社会资本	低	1.00		
	高	2.35	1.92 ~ 2.88	< 0.001

（三）社会资本对日常生活能力的影响

1. 单因素 Logistic 回归分析 结果显示，性别、年龄、户口、居住情况、婚姻、文化程度、吸烟和社会资本对躯体健康的影响有统计学意义。>

76 岁、农村户口、小学以下文化程度和低水平社会资本与较差的日常生活能力相关（表 3-27）。

表 3-27 日常活动能力影响因素的单因素 Logistic 回归分析

变量	分类	OR	95% CI	P 值
性别	男	1.00		
	女	0.59	0.46 ~ 0.77	< 0.001
年龄	60 ~ 65 岁	1.00		< 0.001
	65 ~ 70 岁	0.93	0.69 ~ 1.26	0.644
	70 ~ 76 岁	0.59	0.43 ~ 0.81	0.001
	> 76 岁	0.24	0.18 ~ 0.33	< 0.001
BMI	< 18.5	1.00		0.054
	18.5 ~ 23.9	0.99	0.69 ~ 1.41	0.948
	≥ 24	1.31	0.90 ~ 1.92	0.164
户口	农村	1.00		
	城市	2.30	1.83 ~ 2.89	< 0.001
居住	非独居	1.00		
	独居	0.43	0.29 ~ 0.62	< 0.001
婚姻	未婚 / 丧偶 / 离异	1.00		
	已婚 / 同居	1.74	1.27 ~ 2.39	0.001
文化程度	小学及以下	1.00		
	初中及以上	3.33	2.53 ~ 4.38	< 0.001
吸烟情况	吸烟	1.00		
	不吸烟	1.96	1.38 ~ 2.77	< 0.001
饮酒情况	饮酒	1.00		
	不饮酒	1.23	0.87 ~ 1.74	0.242
社会资本	低	1.00		

续表

变量	分类	OR	95% CI	P值
社会资本	高	1.30	1.04 ~ 1.61	0.019

2. 多因素 Logistic 回归分析　将单因素分析中有统计学意义的变量纳入多因素分析中，得出如下结果（表3-28）：女性、年龄为 70 ~ 76 岁或 ≥ 76 岁、独居的调查对象的 ADL 明显更差；来自城市户口、文化程度较高、不吸烟的调查对象 ADL 往往更好；社会资本与 ADL 有显著的相关关系，社会资本的水平越高，ADL 越好（$OR = 1.30$，$P = 0.019$）。

表 3-28　日常活动能力影响因素的多因素 Logistic 回归分析

变量	分类	OR	95% CI	P值
性别	男	1.00		
	女	0.58	0.45 ~ 0.74	< 0.001
年龄	60 ~ 65 岁			< 0.001
	65 ~ 70 岁	0.93	0.69 ~ 1.25	0.619
	70 ~ 76 岁	0.58	0.42 ~ 0.80	0.001
	> 76 岁	0.23	0.17 ~ 0.31	< 0.001
户口	农村	1.00		
	城市	2.36	1.88 ~ 2.96	< 0.001
居住	非独居	1.00		
	独居	0.42	0.29 ~ 0.62	< 0.001
婚姻	未婚/丧偶/离异	1.00		
	已婚/同居	1.75	1.28 ~ 2.40	< 0.001
文化程度	小学及以下	1.00		
	初中及以上	3.32	2.53 ~ 4.37	< 0.001
吸烟情况	吸烟	1.00		
	不吸烟	2.01	1.43 ~ 2.82	< 0.001

续表

变量	分类	OR	95% CI	P 值
社会资本	低	1.00		
	高	1.30	1.04 ~ 1.60	0.019

（四）社会资本对心理健康的影响

1. 单因素 Logistic 回归分析 结果显示，文化程度和社会资本对心理健康的影响有统计学意义。拥有初中以上文化程度和高水平社会资本的调查对象往往心理健康状况更好（表 3-29）。

表 3-29　心理健康影响因素的单因素 Logistic 回归分析

变量	分类	OR	95% CI	P 值
性别	男	1.00		
	女	0.86	0.67 ~ 1.11	0.235
年龄	60 ~ 65 岁	1.00		0.971
	65 ~ 70 岁	1.03	0.77 ~ 1.38	0.830
	70 ~ 76 岁	1.03	0.76 ~ 1.41	0.837
	> 76 岁	0.97	0.72 ~ 1.30	0.836
BMI	< 18.5	1.00		0.912
	18.5 ~ 23.9	1.00	0.70 ~ 1.42	0.976
	≥ 24	1.05	0.72 ~ 1.52	0.820
户口	农村	1.00		
	城市	1.12	0.90 ~ 1.40	0.319
居住	非独居	1.00		
	独居	1.01	0.70 ~ 1.46	0.943
婚姻	未婚 / 丧偶 / 离异	1.00		
	已婚 / 同居	1.06	0.78 ~ 1.44	0.702
文化程度	小学及以下	1.00		

续表

变量	分类	OR	95% CI	P值
文化程度	初中及以上	1.88	1.47 ～ 2.42	< 0.001
吸烟情况	吸烟	1.00		
	不吸烟	0.96	0.70 ～ 1.33	0.809
饮酒情况	饮酒	1.00		
	不饮酒	1.25	0.90 ～ 1.72	0.188
社会资本	低	1.00		
	高	5.77	4.68 ～ 7.11	< 0.001

2. 多因素 Logistic 回归分析 将单因素分析中有统计学意义的两个变量文化程度和社会资本纳入多因素分析，得出如下结果（表 3-30）：文化程度与调查对象的心理健康水平呈正相关关系，文化程度越高，心理健康状况也越好；社会资本与心理健康状况也呈正相关关系，拥有高水平社会资本调查对象的心理健康可能性是拥有低水平社会资本调查对象的 5.73 倍（P < 0.001）。

表 3-30　心理健康影响因素的多因素 Logistic 回归分析

变量	分类	OR	95% CI	P值
文化程度	小学及以下	1.00		
	初中及以上	2.05	1.63 ～ 2.58	< 0.001
社会资本	低	1.00		
	高	5.73	4.66 ～ 7.04	< 0.001

（五）社会资本对认知功能的影响

1. 单因素 Logistic 回归分析 结果显示，年龄、户口所在地、文化程度、饮酒情况和社会资本对认知功能的影响有统计学意义。年龄越小、城市户口、拥有初中以上文化程度、不饮酒和拥有高水平社会资本的调查对象往往认知状况更好（表 3-31）。

表 3-31　认知功能影响因素的单因素 Logistic 回归分析

变量	分类	OR	95% CI	P 值
性别	男	1.00		
	女	0.82	0.63 ~ 1.06	0.122
年龄	60 ~ 65 岁			< 0.001
	65 ~ 70 岁	0.70	0.53 ~ 0.94	0.018
	70 ~ 76 岁	0.50	0.37 ~ 0.69	< 0.001
	> 76 岁	0.37	0.277 ~ 0.506	< 0.001
BMI	< 18.5			0.99
	18.5 ~ 23.9	0.97	0.677 ~ 1.389	0.87
	≥ 24	0.97	0.665 ~ 1.426	0.89
户口	农村	1.00		
	城市	2.06	1.650 ~ 2.568	< 0.001
居住	非独居	1.00		
	独居	0.94	0.648 ~ 1.355	0.73
婚姻	未婚 / 丧偶 / 离异	1.00		
	已婚 / 同居	1.19	0.874 ~ 1.623	0.27
文化程度	小学及以下	1.00		
	初中及以上	3.55	2.75 ~ 4.60	< 0.001
吸烟情况	吸烟	1.00		
	不吸烟	1.07	0.77 ~ 1.49	0.68
饮酒情况	饮酒	1.00		
	不饮酒	1.78	1.28 ~ 2.48	0.001
社会资本	低	1.00		
	高	2.75	2.22 ~ 3.40	< 0.001

2. 多因素 Logistic 回归分析 引入单因素分析中有统计学意义的控制变量年龄、户口、文化程度、饮酒情况和社会资本，进行多因素 Logistic 回归分析，结果（表 3-32）显示：城市户口调查对象的认知功能是农村户口调查对象的 3.15 倍（$P < 0.001$）；文化程度对认知功能的影响较大，初中及以上文化程度调查对象的认知功能是小学及以下文化程度调查对象的 5.00 倍（$P < 0.001$）；饮酒对认知功能有一定的负面影响，不饮酒调查对象的认知功能是饮酒调查对象的 1.66 倍（$P = 0.002$）；高水平社会资本对认知功能有显著的正向影响作用，社会资本水平越高者，认知功能越好（$OR = 2.75$，$P < 0.001$）。

表 3-32 认知功能影响因素的多因素 Logistic 回归分析

变量	分类	OR	95%CI	P 值
年龄	60 ~ 65 岁	1.00		0.180
	65 ~ 70 岁	1.18	0.86 ~ 1.63	0.312
	70 ~ 76 岁	0.87	0.61 ~ 1.23	0.426
	> 76 岁	0.85	0.62 ~ 1.18	0.327
户口	农村	1.00		
	城市	3.15	2.47 ~ 4.01	< 0.001
文化程度	小学及以下	1.00		
	初中及以上	5.00	3.91 ~ 6.39	< 0.001
饮酒情况	饮酒	1.00		
	不饮酒	1.66	1.20 ~ 2.30	0.002
社会资本	低	1.00		
	高	2.75	2.16 ~ 3.52	< 0.001

（六）社会资本对经济状况的影响

1. 单因素 Logistic 回归分析 结果显示，性别、BMI、户口、婚姻状况、文化程度和社会资本对认知功能的影响有统计学意义。男性、体形较胖者、城市户口、处于已婚/同居状态、拥有初中以上文化程度和高水平社会资本的调查对象往往经济状况更好（表 3-33）。

表 3-33　经济状况影响因素的单因素 Logistic 回归分析

变量	分类	OR	95%CI	P 值
性别	男	1.00		
	女	0.67	0.50 ~ 090	0.007
年龄	60 ~ 65 岁	1.00		0.290
	65 ~ 70 岁	1.16	0.84 ~ 1.61	0.364
	70 ~ 76 岁	0.84	0.59 ~ 1.20	0.338
	> 76 岁	0.91	0.65 ~ 1.28	0.578
BMI	< 18.5	1.00		0.040
	18.5 ~ 23.9	1.54	0.96 ~ 2.46	0.071
	≥ 24	1.84	1.13 ~ 2.99	0.014
户口	农村	1.00		
	城市	3.28	2.56 ~ 4.21	< 0.001
居住	非独居	1.00		
	独居	0.84	0.54 ~ 1.32	0.451
婚姻	未婚 / 丧偶 / 离异	1.00		
	已婚 / 同居	1.57	1.08 ~ 2.27	0.018
文化程度	小学及以下	1.00		
	初中及以上	4.38	3.39 ~ 5.65	< 0.001
吸烟情况	不吸烟	1.00		
	吸烟	1.10	0.77 ~ 1.57	0.600
饮酒情况	不饮酒	1.00		
	饮酒	1.31	0.91 ~ 1.87	0.146
社会资本	低	1.00		
	高	2.91	2.27 ~ 3.74	< 0.001

2. 多因素 Logistic 回归分析　引入单因素分析中有统计学意义的控制变量进行多因素 Logistic 回归分析，结果（表 3-34）显示：男性比女性的经济状况更好，女性的经济状况仅为男性的 0.62 倍（$P < 0.001$）；相较于形体消瘦者，形体肥胖者的经济状况更好；城市户口调查对象的经济状况是农村户口调查对象经济状况的 3.27 倍（$P < 0.001$）；已婚／同居的调查对象经济状况往往较好，是未婚／丧偶／离异调查对象的 1.51 倍；文化程度也会影响经济状况，初中及以上文化程度调查对象的经济状况是小学及以下文化程度调查对象的 4.23 倍；高水平社会资本对经济状况有显著的正向影响作用，社会资本水平越高，经济状况越好（$OR = 2.88$，$P < 0.001$）。

表 3-34　经济状况影响因素的多因素 Logistic 回归分析

变量	分类	OR	95%CI	P 值
性别	男	1.00		
	女	0.62	0.483 ~ 0.80	**< 0.001**
BMI	< 18.5	1.00		0.026
	18.5 ~ 23.9	1.58	0.99 ~ 2.51	0.054
	≥ 24	1.90	1.18 ~ 3.07	0.009
户口	农村	1.00		
	城市	3.27	2.55 ~ 4.18	**< 0.001**
婚姻状况	未婚／丧偶／离异	1.00		
	已婚／同居	1.51	1.11 ~ 2.05	0.009
文化程度	小学及以下	1.00		
	初中及以上	4.23	3.29 ~ 5.44	**< 0.001**
社会资本	低	1.00		
	高	2.88	2.25 ~ 3.69	**< 0.001**

（七）社会资本对社会资源的影响

1. 单因素 Logistic 回归分析　结果显示，BMI、户口、婚姻状况、文化程度和社会资本对社会资源的影响有统计学意义。体形正常者及较胖者、城

市户口、已婚/同居状态、拥有初中以上文化程度和高水平社会资本的调查
对象往往社会资源更好（表3-35）。

表3-35　社会资源状况影响因素的单因素 Logistic 回归分析

变量	分类	OR	95% CI	P 值
性别	男	1.00		
	女	0.78	0.59 ~ 1.04	0.085
年龄	60 ~ 65 岁	1.00		0.074
	65 ~ 70 岁	1.12	0.82 ~ 1.54	0.488
	70 ~ 76 岁	0.74	0.52 ~ 1.05	0.088
	> 76 岁	0.81	0.582 ~ 1.14	0.224
BMI	< 18.5	1.00		0.020
	18.5 ~ 23.9	1.80	1.12 ~ 2.89	0.015
	≥ 24	2.01	1.23 ~ 3.29	0.005
户口	农村	1.00		
	城市	2.46	1.92 ~ 3.14	< 0.001
居住	非独居	1.00		
	独居	0.69	0.45 ~ 1.07	0.100
婚姻	未婚/丧偶/离异	1.00		
	已婚/同居	1.45	1.01 ~ 2.09	0.046
文化程度	小学及以下	1.00		
	初中及以上	4.16	3.23 ~ 5.36	< 0.001
吸烟情况	不吸烟	1.00		
	吸烟	1.09	0.76 ~ 1.55	0.641
饮酒情况	不饮酒	1.00		
	饮酒	1.19	0.83 ~ 1.69	0.342
社会资本	低	1.00		
	高	2.45	1.92 ~ 3.13	< 0.001

2. 多因素 Logistic 回归分析　引入单因素分析中有统计学意义的控制变量进行多因素 Logistic 回归分析，结果（表 3-36）显示：体形正常和体形肥胖者的社会资源状况更好；城市户口调查对象的社会资源状况是农村户口调查对象的 2.33 倍；已婚/同居调查对象的社会资源状况是未婚/丧偶/离异调查对象的 1.38 倍；初中及以上文化程度调查对象的社会资源状况是小学及以下文化程度调查对象的 4.35 倍；社会资本对社会资源状况也有显著的正向影响作用，社会资本水平越高者的社会资源状况越好（$OR = 2.35$，$P < 0.001$）。

表 3-36　社会资源状况影响因素的多因素 Logistic 回归分析

变量	分类	OR	95%CI	P 值
BMI	< 18.5	1.00		0.012
	18.5 ~ 23.9	1.85	1.16 ~ 2.96	0.010
	≥ 24	2.08	1.28 ~ 3.37	0.003
户口	农村	1.00		
	城市	2.33	1.84 ~ 2.97	< 0.001
婚姻状况	未婚/丧偶/离异	1.00		
	已婚/同居	1.38	1.03 ~ 1.85	0.033
文化程度	小学及以下	1.00		
	初中及以上	4.35	3.42 ~ 5.54	< 0.001
社会资本	低	1.00		
	高	2.35	1.85 ~ 2.99	< 0.001

第五节　讨论与建议

一、讨论

（一）老年人社会资本测量问卷的信效度

社会资本的内涵和测量方法众多，目前学术界还没有达成共识。结合前人研究和老年人的特点，制订了上述研究的社会资本测量问卷。在效度方面，采用探索性因子分析和验证性因子分析相结合的方法，对社会资本测量问卷的效度进行检验。通过主成分分析，提取 5 个公因子，可以解释 72.391% 的总体变异。然后通过 SEM 验证社会资本模型，检验社会资本测量问卷的结构效度，结果显示：整体模型适配度检验结果基本适配，说明问卷是合理可靠的。研究使用 Cronbach α 系数对社会资本测量问卷的信度进行检验，结果显示：整体社会资本测量问卷的 Cronbach α 系数和各维度的 Cronbach α 系数均较好，因此认为问卷具有较好的信度。

（二）调查对象的社会资本水平

研究中使用的社会资本测量问卷主要包括结构型社会资本的社会参与、社会支持和社会联系，以及认知型社会资本的信任、归属感和互惠 6 个维度来测量。从研究结果来看，老年人社会参与得分偏低。随着城市化、少子化进程的加快，大多老年人都为空巢老人。如果此时社会参与又很少，就会导致经济能力下降、精神慰藉缺失等一系列问题，继而影响老年人健康。社会支持维度得分相对较高，多数老年人的社会支持都来自家庭、朋友和熟识的人；社会联系维度测量的是与子女、亲朋好友之间的联系程度，该维度得分也较高，这可能是因为中国是人情社会，由"孝"文化维系着家庭养老。在认知型社会资本方面，信任维度的得分也较好，表明大多数老年人还是很信任家人或周围熟识的人。福山认为：中国人的信任多依赖于血缘、地缘、宗亲之间，而对其他人的一般信任则很低。归属感维度总分较高，大多数老年人对"家"这个大概念有着深深的眷念之情，这与中国人"落叶归根"的传统文化氛围有着分不开的关系，多数人喜欢目前居住的地方，舍不得搬离等；互惠这一维度得分一般，多数老年人不会主动帮助陌生人，不敢轻易相信陌生人。互惠作为社会资本构成的核心要素，如果互惠程度高，在遇到困难时所获得的社会支持水平也越高。除了社会联系维度在 3 个市中没有统计学差异外，其他 5 个维度在 3 个市中都有统计学差异。

（三）调查对象一般人口学常量与多维健康

1. **性别** 数据分析结果显示：性别对 ADL 有明显的相关性，男性的 ADL 能力要优于女性。性别与经济状况也有统计学关联，结果显示：男性的经济状况往往更好，即男性往往"挣得多"。性别与社会资源也有一定关系，结果显示女性的社会资源要比男性的要差，男性老年人的社交往往更加宽泛，这可能与中国传统的男性往往在外挣钱养家，在外结交的人际关系更为丰富有关。

2. **年龄** 研究显示：年龄与自感健康、躯体健康、ADL、认知功能都有统计学关联。随着年龄的增长，老年人的生理功能随之变差，神经系统发生生物学的改变，导致身体协调性、认知功能等随之下降，从而导致健康状况的恶化。

3. **体重指数（BMI）** 是目前国际上常用的衡量人体胖瘦程度的一个标准。研究发现，BMI 与经济状况和社会资源有正向的统计学关联，BMI 越高，老年人的经济状况越好，社交能力越强，人际关系越好。

4. **户口** 通过单因素分析发现，城市户籍对自感健康、躯体健康、ADL、认知状况、经济状况、社会资源等都有明显的正相关作用。这可能是因为城市户籍调查对象相比农村地区调查对象更容易有较好的医疗卫生服务、更容易接触到健康教育，从而更注重预防保健。

5. **居住情况** 研究发现，独居的老年人 ADL 能力较差。本次调查未发现独居老人与非独居老人在其他健康维度方面的差异，这与既往报道的研究存在一定的差异。

6. **婚姻** 研究发现，婚姻状况与 ADL、经济状况、社会资源等相关。处于已婚/同居状态老年人的 ADL 能力、经济状况、社会资源水平较高。这可能是由于已婚调查对象可以在生活中互相扶持，两个人的收入也往往比一个人多，同时婚姻关系也为双方带来了更多的亲情与人脉。

7. **文化程度** 研究发现，文化程度与老年健康的 6 个维度（躯体健康、ADL、心理健康、认知状况、经济状况、社会资源）均有正相关关系。通常来说，文化程度越高者的职业、收入等社会经济条件越好，可以支配的医疗资源也就越多，从而有利于健康水平的提高。这与国内学者程令国的研究完全一致。

（四）调查对象多维健康各维度相互影响

众所周知，健康状况是不断变化的。准确、真实地反映一个人的健康状况应该从多方面综合测量。学者认为，综合健康状况应包括躯体健康、ADL、精神心理健康、经济状况及社会健康，它们密切相关并相互影响。在1 810名调查对象中，自感健康优良率为27.7%，躯体健康优良率为45%，ADL优良率为57%，心理健康优良率为49.2%，认知健康优良率为49.7%，经济状况较好率为29.3%，社会资源优良率为27.8%。在自感健康中，大多数人（约72.3%）认为自己的健康状况较差（很差、较差、一般），这与已有的研究结果趋同。在躯体健康维度，约有55%的调查对象躯体健康较差，躯体健康较差的比例低于自感健康较差的比例，这可能是由于大多数调查对象为农村户籍，健康素养水平低，没有定期去医院体检的习惯，尚有很多疾病没有被发现，所以躯体健康状况看起来没有那么"糟糕"。这部分老人虽未诊断严重障碍疾病，但属潜在的健康危险人群，对他们应采取以二级预防为主的综合性措施，要做到早发现、早治疗。调查结果显示：ADL受限778人，占43.0%；ADL不受限1 032人，占比57.0%；合肥、宣城、阜阳3个市的调查对象在ADL上有统计学差异。精神心理健康方面，调查结果显示老年人有抑郁倾向及抑郁的高达50.8%。认知状况方面，调查结果显示认知功能较差（很差、较差、一般）的有911人，占50.3%。有研究表明，认知健康是健康老龄化的重要因素之一，而我国公众对于认知障碍症的认知程度还很低，往往延误了认知障碍的早期干预。认知问题极有可能发展为老年痴呆，造成家庭、社会直接或间接的巨大经济损失。经济状况方面，仅9.6%的调查对象表示经济状况很好，高达71%的调查对象认为自己有经济困难。这与所调查对象大多来自农村家庭有关，也在一定程度上反映了目前农村经济水平较低。相关研究表明，经济水平高对老年人的身心健康具有积极的影响。综上发现，躯体健康、经济状况、社会资源是影响老年人健康的主要问题。

（五）老年人社会资本水平与多维健康的相关性

近年来，社会资本理论被广泛应用于健康领域。越来越多的文献表明，社会资本对健康有重要影响。日本、欧洲各国、韩国、巴西、尼日利亚等都从本国实际出发对社会资本与健康的关系开展了相关研究和运用。

本次调查结果显示，社会资本与自感健康呈显著正相关。这与前人的研究结果基本一致。社会资本与我们常说的人力资本、物质资本有本质上的不同，它是一种无形的社会资源，可以结合各种有形的资本，释放更大的效力。社会资本本质是一种嵌入社会网络中的社会关系，依赖于人与人之间的互动而存在。学者 Murayama 在 2012 年对日本东京郊区的一项研究结果显示：社会资本中的不信任与自我评估的不良健康相关，机构信任对自我评估健康有好处（机构信任水平越高，自感健康越好），但邻居之间的信任可能会对日本城市社区居民的健康产生负面影响（即信任水平越高，自感健康越差）。

单因素和多因素 Logistic 回归分析都发现，社会资本均与躯体健康有正相关关系。单因素分析中，社会资本水平越高者躯体健康水平越好（$OR = 2.42$），多因素分析中，高水平社会资本调查对象的躯体健康状况是低水平社会资本调查对象的 2.35 倍。这也提示我们要加强和丰富老年人群的社会资本存量，加强老年人群的社会参与，拓宽老年人群的社会支持渠道，培育人与人之间的信任等。

研究显示，老年人的社会资本与 ADL 呈显著正相关。社会资本的水平越高，ADL 越好（$OR = 1.30$，$P = 0.019$）。这与之前的研究结果基本一致：日常活动功能受认知型社会资本的影响，个体互惠对日常复杂活动功能有正向影响。

研究同时显示，社会资本对心理健康的影响有统计学意义，在控制了人口学常量后，社会资本的影响依旧显著。这与以往的研究结果类似。结果提示我们要提高老年人的心理健康，或可从社会资本方面入手。社会资本能有效缓冲不良因素对老年人的影响，提高老年人的社会支持，缓解心理压力。

研究结果显示，社会资本水平较高的调查对象的认知功能比社会资本水平低的调查对象高 2.75 倍。增加老人与亲朋好友间的互动频率、适当扩大交往规模，提高老年人群的社会参与程度，有助于维持老年人群的认知功能。

社会资本水平会影响老年人群的经济状况，这可能是因为老年人群可以通过社会参与、社会交往、社会联系等获得来自政府、社会、朋友、家人一定的经济补助，从而缓解一定的经济困难。

社会资本对社会资源有正向作用，一个可能的解释是因为老年人群通过提高了社会参与、社会联系频率，从而得到一定的情感支持、物质支持、陪伴支持，也在无形中扩大了人际交往，使得自己能够依赖的资源更加丰富，从而提升健康状况。因此，提高老年人的社会参与，建立和完善社会支持网络，形成良好的邻里关系，增强相互之间的信任水平对提高社会资本水平，进而促进老年人多维健康具有积极意义。

二、建议

1. **重视和提升老年人结构型社会资本的开发与利用**　结构型社会资本是基础型社会资本，包含社会参与、社会支持和社会联系。随着现代城市化进程的发展，家庭结构萎缩，多数家庭子女在外工作，留下老年人单独生活，导致很多老年人孤独寂寞、有烦恼无人诉说，久而久之身心健康会受到影响。在中国传统的"养儿防老"观念下，大多数老年人的社会支持均来自子女，给子女带来很大的负担。社会支持分为亲缘的社会支持和地缘的社会支持（政府、社会、社区的社会支持）。研究发现，以亲缘为基础的社会支持普遍较高，而来自地缘的社会支持普遍较低。而地缘社会支持对老年人健康尤为重要。

因此建议：首先，老年人要重视自身能力的提升，挖掘对外进行社会交往中个人社会参与的能动性，同时应积极与各种公益机构、正式团体建立良好的联系与沟通，最大化老年人群的个人能力。其次，可以通过在社区（居委会/村委会）建立老年大学、开展兴趣小组、组织茶话会等方式，创造和谐的环境，使老年人群可以定期开展交流活动，增加社会联系，促进知识、信息的交流与分享。同时，参与老年大学、茶话会等活动可以让老年人群敞开心扉，减少抑郁孤独等情绪，促进身心健康。最后，政府可以鼓励社会、社区、家庭和个人为老年人提供各种物质帮助、精神慰藉等，创造"尊老、敬老、爱老"的良好社会支持氛围，构建政府、社会、社区、家庭和个人的多元社会支持体系，以提升老年人的健康水平，促进健康老龄化。

2. **重视和提升老年人认知型社会资本的开发与利用**　认知型社会资本包括信任、凝聚力和互惠3个维度。有效良好的认知型社会资本对老年人群的正常生活有重要的作用。笔者在研究中，不止一次听到调查对象提到"家""家里""孩子"，传统文化特点决定了老年人的社会资本载体来自家庭，血缘和地缘是老年人群的主要社会资本。大多数老年人与家人、朋友间的认知型社会资本很丰富，但提及是否会信任/帮助他人，很多老年人的选择是"不信任、不帮助"，而这也是认知及情感内化的一个重要表达方式。

对于这种稀缺的资源，社区/乡村相关组织要积极引导和保护，通过"社区参与研究"方法来提升其信任与互惠，通过完善的保障机制和适当的激励政策，鼓励老年人群多与人交流，同时要培育信任的土壤，营造一种和谐、互帮互助的社会氛围，激发老年人群在对外交往、对内管理上的强大能量。中国有句古话，"远亲不如近邻"，培育与邻居之间的信任、互惠，获得他们的支持与信任至关重要，因为他们可以给老年人群提供一定的心理和物质帮助，进而提升多维健康。

第四章 组织层面社会资本与养老服务组织绩效关系

1999年，我国第一个老龄事业机构——全国老龄工作委员会成立，正式开始我国老龄化事业管理工作。2000年开始，我国绝大多数省、自治区、直辖市已经按照国家要求建立了老龄工作议事协调机构及其办事机构，为开拓老龄工作新局面打下了坚实基础。农业合作化时期为照顾农村"五保户"者而建立的敬老院成为第一批老年服务组织，随着社会的进步和发展，老年人服务机构的形式也多样化起来，出现了福利院、护理院、老年公寓、老年活动中心等，此类养老组织与为残疾人、孤儿和弃婴提供养护、康复、托管的机构一起成为社会福利机构，划归民政部门管理、监督和检查。2016年起，根据"十三五"规划，我国实施了以居家为基础，社区为依托，机构为补充的社会福利服务体系。纵观养老服务近10年的发展，我国的养老服务组织的数量逐年增加，其在我国基本养老模式中的重要位置不容忽视，此类养老服务组织的绩效关系到所服务地区老年人的整体健康水平，也是成功推进健康老龄化最基础和最重要的环节。

第一节　养老服务组织核心成员及组织基本特征

下面将结合在合肥市、宣城市和阜阳市对114个养老服务组织的调查数据，从养老服务组织核心成员（调查对象）的基本情况（包括性别、年龄、学历、专业、承担工作、工作时间、专业资质7大类）以及养老服务组织基本情况（包括组织成立时间、组织类型、登记/注册情况、运作模式、承担业务、收住限制、资金来源、组织人员规模、年补贴金额、床位数、床位使用率11大类）进行分析与探讨，从不同维度深度剖析社会资本对养老服务组织的绩效的影响。

一、养老服务组织核心成员基本情况

养老服务组织中的核心成员以中老年男性为主，男性占比60.5%。

20～40 岁者占比 22.2%（最低），41～60 岁者占比 51.3%，61 岁及以上者占比 26.5%；文化程度总体偏低，初中及以下学历者占比 42.1%，仅有 7 人（占 6.2%）为本科及以上学历；所学专业偏重金融财经类和人文科技类，医学类和社会服务类专业占比仅为 14% 和 18.6%；按承担工作分，有 2 人为后勤人员，其余均是主要负责人和管理人员；工作 0～5 年者占比 53.5%（最高），工作 6～10 年者占比 36%（相对较高）；75.2% 的调查对象没有相关资质，24.8% 的调查对象具有相关资质（具有养老护理员、护工证、护士、人力资源管理师等的资格证）（表 4-1）。

表 4-1 养老服务组织核心成员基本情况

变量	类别	样本量 / 例	占比 /%
性别	男	69	60.5
	女	45	39.5
年龄	20～40	25	22.2
	41～60	58	51.3
	≥61	30	26.5
文化程度	初中及以下	48	42.1
	高中	19	16.6
	中专	18	15.8
	大专	22	19.3
	本科	5	4.4
	硕士及以上	2	1.8
所学专业	金融财经类	14	32.5
	人文科技类	15	34.9
	医学类	6	14.0
	社会服务类	8	18.6
组织中承担工作	主要负责人	84	74.3
	管理人员	27	23.9
	后勤人员	2	1.8

变量	类别	样本量 / 例	占比 /%
工作时间	0 ~ 5 年	61	53.5
	6 ~ 10 年	41	36.0
	≥ 10 年	12	10.5
专业资质	是	28	24.8
	否	85	75.2

注：年龄变量、组织中承担工作变量、专业资质变量均缺失 1 例，所学专业应填（中专及以上学历），缺失 4 例。

二、养老服务组织基本特征

在养老服务组织中，成立时间在 0 ~ 10 年的占比最高，为 67.5%，11 ~ 20 年的占比 7.9%，超过 20 年的组织占比为 24.6%；在组织类型方面，目前的养老服务组织主要为民政部门直属和民办非企业团体，分别占比 46.4% 和 41.1%；在登记 / 注册情况方面，90.4% 的组织是进行民政登记的，只有 6.1% 的没有进行合法的登记 / 注册；运作模式上也是以公建为主，公建比例超过 60%，但仍有 30.7% 的组织为民建民营；在承担的业务方面，全托式服务提供得最多，比例为 77.2%，另有少数新型服务组织开展如日间托老服务，通过养老平台提供的上门服务，包括现在的热门业务——医养结合也在养老服务组织中占比 16.7%；但是从收住老年人的限制上来看，只有 57.9% 的养老服务组织对收住老年人的身体健康状况没有限制，专门收住半自理甚至不能自理的老年人的组织仍是少数；关于维护组织正常运转的资金，44.7% 的组织主要依靠业务收入，民政部门直属养老机构床位的运营补贴和政府拨付的养老专项资金覆盖的组织占比分别为 43% 和 40.7%，只有 10.5% 的组织表示接受过社会捐赠；在人员规模方面，54.4% 的组织只有 1 ~ 7 人，7 ~ 12 人的组织占比 21.9%，> 12 人的有 23.7%；获得的年补贴金额在 5 万元以下者占比 52.6%（最多），5 万 ~ 10 万元者占比 11.4%，而 10 万元以上者占比 36%；而在组织的规模 - 床位数方面，25.4% 组织的床位数在 50 张以下，50 ~ 100 张和 > 100 张床位数的组织占比分别为 37.7%、36.9%；而在组织床位使用率方面，44% 组织的使用率不足 50%。详细见表 4-2。

表 4-2　组织基本情况汇总表

变量	类型	样本量	占比 /%
成立时间	0 ~ 10 年	77	67.5
	11 ~ 20 年	9	7.9
	≤ 20 年	28	24.6
组织类型	民政部门直属	52	46.4
	民办非企业单位	46	41.1
	社会团体	4	3.6
	街道 / 乡镇自治组织	8	7.1
	社区卫生服务单位	1	0.9
	其他	1	0.9
登记 / 注册情况	无登记 / 注册	7	6.1
	民政登记	103	90.4
	工商注册	4	3.5
运作模式	公建公营	58	50.9
	公建民营	17	14.9
	民建民营	35	30.7
	其他	4	3.5
承担业务	日间托老	25	21.9
	上门服务	14	12.3
	全托养老服务	88	77.2
	医养结合	19	16.7
	其他	1	0.9
收住限制	无限制	66	57.9
	完全自理	43	37.7
	半自理老人	32	28.1
	完全不能自理	21	18.4
	失智	13	11.4

变量	类型	样本量	占比 /%
资金来源	业务收入	51	44.7
	专项资金	49	43.0
	市县补助资金	46	40.7
	社会捐赠	12	10.5
	其他	7	6.1
组织工作人员	≤ 7 人	62	54.4
	7 ~ 12 人	25	21.9
	≥ 12 人	27	23.7
年补贴金额	≤ 5 万元	60	52.6
	5 万 ~ 10 万元	13	11.4
	≥ 10 万元	41	36.0
床位数	≤ 50 张	29	25.4
	50 ~ 100 张	43	37.7
	≥ 100 张	42	36.9
床位使用率	≤ 50%	48	44.0
	≥ 50%	61	56.0

注：组织类型变量缺失 2 例，床位使用率变量缺失 5 例。

第二节 养老服务组织基本特征与组织绩效

养老服务组织的基本特征差异较大，整体水平参差不齐。在分析社会资本与组织绩效的相关关系时，需要厘清养老服务组织基本特征对组织绩效的影响。

对养老服务组织基本特征与组织绩效进行单因素 Logistic 回归分析：养老服务组织 11 类基本情况二分类赋值设置为自变量，多分类变量设置哑变量，组织绩效各维度二分类赋值设置为因变量，分析组织基本特征对组织绩效的影响。其中有影响的组织基本特征将作为协变量纳入组织社会资本与组织绩效多元分析模型中。

一、养老服务组织基本特征变量分布赋值分析

将组织成立时间、组织类型、登记/注册情况、运作模式、承担业务、收住限制、资金来源、组织人员规模、年补贴金额、床位数、床位使用率 11 类组织基本情况分别按照中位数进行二分类赋值和取 P_{25}、P_{75} 作为截点值进行三分类赋值，详见表 4-3。

表 4-3　养老服务组织基本特征变量赋值

变量名称	赋值	定义	数量/个	占比/%
成立时间	0	0 ~ 10 年	77	67.5
	1	11 ~ 20 年	9	7.9
	2	≥ 20 年	28	24.6
组织类型	0	非民政部门直属	62	53.6
	1	民政部门直属	52	46.4
登记/注册情况	0	未登记/注册	7	6.1
	1	登记/注册	107	93.9
运作模式	0	民营	56	49.1
	1	公营	58	50.9
承担业务	0	单一业务	89	78.1
	1	多项业务	25	21.9
收住限制	0	有限制	48	42.1
	1	无限制	66	57.9
资金来源	0	单一途径	73	64.0
	1	多种渠道	41	36.0
人员规模	0	≤ 7 人	62	54.4
	1	7 ~ 12 人	25	21.9
	2	≥ 12 人	27	23.7
年补贴金额	0	≤ 5 万元	60	52.6
	1	5 万 ~ 10 万元	13	11.4
	2	≥ 10 万元	41	36.0

变量名称	赋值	定义	数量 / 个	占比 /%
床位数	0	≤ 50 张	29	25.4
	1	50 ~ 100 张	43	37.7
	2	≥ 100 张	42	36.9
床位使用率	0	< 50%	48	44.0
	1	≥ 50%	61	56.0

二、养老服务组织绩效各维度变量赋值分析

对组织基础设施绩效、计划与执行力绩效、拓展业务绩效、管理绩效、卫生保健绩效、辅助服务绩效和总绩效采用中位数进行二分类赋值，结果见表 4-4。

表 4-4　养老服务组织绩效各维度赋值

变量名称	赋值	定义	数量 / 个	占比 /%
基础设施	0	低水平	45	39.4
	1	高水平	69	60.6
计划与执行力	0	低水平	19	16.7
	1	高水平	95	83.3
拓展业务	0	低水平	79	69.3
	1	高水平	35	30.7
管理绩效	0	低水平	23	20.2
	1	高水平	91	79.8
卫生保健	0	低水平	45	39.5
	1	高水平	69	60.5
辅助服务	0	低水平	27	23.7
	1	高水平	87	76.3
总绩效	0	低水平	54	47.4
	1	高水平	60	52.6

三、养老服务组织基本特征与组织绩效的单因素 Logistic 回归分析

养老服务组织基本特征与组织绩效的单因素 Logistic 回归分析结果如下（表 4-5、表 4-6）：

1. **基础设施绩效**　组织承担业务、年补贴金额会影响组织的基础设施建设，其中承担多项业务组织的基础设施绩效是单一业务组织的 5.76 倍，获得年补贴金额 >10 万元组织的基础设施绩效高于获得年补贴金额在 5 万 ~ 10 万元和 <5 万元的组织（*OR* = 3.95）。

2. **组织计划与执行力绩效**　床位数会影响组织的计划与执行力绩效，其中 50 ~ 100 张床位的组织计划与执行力最高，是 ≤ 50 张床位组织的 13.27 倍。

3. **拓展业务绩效方面**　收住限制和年补贴金额会小幅度影响组织的拓展业务绩效，收住无限制的组织比有限制的组织高（*OR* = 0.29），年补贴金额为 5 万 ~ 10 万元的组织和 >10 万元的组织都高于 <5 万元的组织（*OR* 分别为 0.15 和 0.20）。

表 4-5　养老服务组织基本情况与组织绩效关系的单因素 Logistic 回归分析

变量	OR(95%CI)		
	基础设施绩效	计划与执行力绩效	拓展业务绩效
成立时间			
0 ~ 10 年	1.00	1.00	1.00
11 ~ 20 年	0.23（0.04 ~ 1.22）	2.39（0.11 ~ 50.92）	1.04（0.16 ~ 6.97）
>20 年	0.57（0.17 ~ 1.91）	—	1.28（0.37 ~ 4.41）
组织类型			
非民政部门直属	1.00	1.00	1.00
民政部门直属	0.80（0.21 ~ 3.01）	1.94（0.23 ~ 16.23）	2.17（0.59 ~ 7.95）
登记 / 注册情况			
未登记 / 注册	1.00	1.00	1.00
登记 / 注册	0.77（0.13 ~ 4.77）	0.76（0.06 ~ 9.48）	0.24（0.02 ~ 2.76）

变量	OR(95%CI)		
	基础设施绩效	计划与执行力绩效	拓展业务绩效
运作模式			
民营	1.00	1.00	1.00
公办	0.87(0.21 ~ 3.64)	0.47(0.05 ~ 4.10)	1.05(0.25 ~ 4.36)
承担业务			
单一业务	1.00	1.00	1.00
多项业务	**5.76(1.40 ~ 23.82)**	0.18(0.02 ~ 1.41)	2.36(0.76 ~ 7.39)
收住限制			
有限制	1.00	1.00	1.00
无限制	1.29(0.46 ~ 3.61)	1.03(0.22 ~ 4.89)	**0.29(0.10 ~ 0.86)**
资金来源			
单一途径	1.00	1.00	1.00
多种渠道	1.09(0.40 ~ 2.93)	0.65(0.12 ~ 3.55)	0.69(0.24 ~ 1.98)
人员规模			
≤ 7 人	1.00	1.00	1.00
7 ~ 12 人	3.15(0.79 ~ 12.63)	3.85(0.41 ~ 36.39)	1.88(0.50 ~ 7.02)
≥ 12 人	1.93(0.44 ~ 8.43)	7.08(0.41 ~ 121.22)	0.71(0.16 ~ 3.16)
年补贴金			
≤ 5 万元	1.00	1.00	1.00
5 万 ~ 10 万元	1.36(0.30 ~ 6.34)	–	**0.15(0.03 ~ 0.95)**
≥ 10 万元	**3.95(1.19 ~ 13.18)**	0.24(0.03 ~ 2.22)	**0.20(0.05 ~ 0.73)**
床位数			
≤ 50 张	1.00	1.00	1.00
50 ~ 100 张	1.77(0.50 ~ 6.23)	**13.27(1.55 ~ 113.96)**	1.95(0.52 ~ 7.36)
≥ 100 张	1.44(0.33 ~ 6.34)	9.83(0.59 ~ 163.94)	1.85(0.42 ~ 8.27)

续表

变量	OR(95%CI)		
	基础设施绩效	计划与执行力绩效	拓展业务绩效
床位利用率			
≤ 50%	1.00	1.00	1.00
≥ 50%	0.63(0.23 ~ 1.76)	0.89(0.16 ~ 4.65)	0.75(0.26 ~ 2.15)

注：加粗标注表示有统计学意义，$P < 0.05$。

4. **管理绩效** 组织中的工作人员数、年补贴金额和床位利用率会影响组织的管理绩效，其中 7 ~ 12 人的组织有较好的组织管理绩效（$OR = 7.23$），年补贴金额 > 10 万的组织有较好的管理绩效（$OR = 5.78$），而床位利用率影响不太大（$OR = 0.07$）。

5. **卫生保健绩效** 暂未发现组织基本特征对组织卫生保健绩效产生影响。

6. **辅助服务绩效** 组织的工作人员和床位数会影响辅助服务业绩。其中，工作人员数在 7 ~ 12 人的组织相比其他组织能更好地开展辅助服务（$OR = 20.12$），床位数 > 100 张的组织可更好地开展辅助服务（$OR = 25.28$）。

7. **组织总绩效** 组织承担业务情况与总绩效之间的差异有统计学意义（$OR = 0.17$），工作人员数在 7 人以上组织的总绩效高于总人数低于 7 人的组织，在 7 ~ 12 人组织的总绩效高于 < 7 人的组织（$OR = 0.37$），而组织工作人数在 12 人以上组织的总绩效也高于 < 7 人的组织（$OR = 0.32$）。

表 4-6 组织基本特征与组织绩效关系的单因素 Logistic 回归分析

变量	OR(95%CI)			
	管理绩效	卫生保健绩效	辅助服务绩效	总绩效
成立时间				
0 ~ 10 年	1.00	1.00	1.00	1.00
11 ~ 20 年	0.55 (0.03 ~ 9.17)	0.58 (0.11 ~ 2.92)	0.30 (0.05 ~ 1.82)	2.53 (0.45 ~ 14.31)

续表

变量	OR(95%CI)			
	管理绩效	卫生保健绩效	辅助服务绩效	总绩效
≥ 20 年	0.49 (0.08 ~ 3.13)	1.06 (0.35 ~ 3.24)	0.24 (0.05 ~ 1.17)	2.90 (0.83 ~ 9.73)
组织类型				
非民政部门 直属	1.00	1.00	1.00	1.00
民政部门 直属	5.01 (0.77 ~ 32.74)	0.87 (0.27 ~ 2.87)	0.55 (0.10 ~ 3.14)	0.53 (0.14 ~ 1.96)
登记 / 注册				
未登记 / 注册	1.00	1.00	1.00	1.00
登记 / 注册	0.12 (0.01 ~ 1.16)	2.21 (0.37 ~ 13.38)	0.25 (0.03 ~ 2.13)	0.77 (0.13 ~ 4.57)
运作模式				
民营	1.00	1.00	1.00	1.00
公营	0.30 (0.04 ~ 2.29)	0.71 (0.19 ~ 2.59)	4.75 (0.76 ~ 29.84)	1.43 (0.35 ~ 5.80)
承担业务				
单一业务	1.00	1.00	1.00	1.00
多项业务	1.47 (0.22 ~ 9.63)	1.30 (0.42 ~ 4.04)	0.65 (0.17 ~ 2.51)	**0.17 (0.04 ~ 0.62)**[**]
收住限制				
无限制	1.00	1.00	1.00	1.00
有限制	0.79 (0.19 ~ 3.35)	1.08 (0.42 ~ 2.77)	0.72 (0.21 ~ 2.44)	1.60 (0.79 ~ 3.30)

续表

变量	OR(95%CI)			
	管理绩效	卫生保健绩效	辅助服务绩效	总绩效
资金来源				
单一途径	1.00	1.00	1.00	1.00
多种渠道	0.44 (0.09 ~ 2.09)	0.93 (0.37 ~ 2.35)	0.79 (0.21 ~ 2.63)	0.89 (0.34 ~ 2.32)
人员规模				
≤ 7 人	1.00	1.00	1.00	1.00
7 ~ 12 人	**7.23** **(1.24 ~ 42.21)**	1.53 (0.46 ~ 5.09)	**20.12** **(1.77 ~ 228.94)**	**0.36** **(0.14 ~ 0.95)**
≥ 12 人	1.06 (0.00 ~)[†]	2.20 (0.53 ~ 9.15)	0.49 (0.09 ~ 2.74)	**0.32** **(0.13 ~ 0.83)**
年补贴金				
≤ 5 万	1.00	1.00	1.00	1.00
5 万 ~ 10 万	5.76 (0.00 ~)[†]	1.25 (0.30 ~ 5.28)	2.82 (0.34 ~ 23.30)	0.55 (0.12 ~ 2.47)
≥ 10 万	5.78 **(1.03 ~ 32.48)**	1.16 (0.39 ~ 3.50)	0.92 (0.20 ~ 4.20)	0.43 (0.14 ~ 1.36)
床位数				
≤ 50 张	1.00	1.00	1.00	1.00
50 ~ 100 张	0.29 (0.05 ~ 1.82)	1.77 (0.59 ~ 5.74)	3.42 (0.84 ~ 13.40)	0.42 (0.11 ~ 1.53)
≥ 100 张	1.15 (0.08 ~ 16.40)	2.72 (0.68 ~ 10.91)	25.28 (2.68 ~ 238.70)	0.47 (0.10 ~ 2.14)
床位利用率				
≤ 50%	1.00	1.00	1.00	1.00

续表

变量	OR(95%CI)			
	管理绩效	卫生保健绩效	辅助服务绩效	总绩效
>50%	0.07	1.11	1.20	1.40
	(0.01 ~ 0.45)	(0.43 ~ 2.88)	(0.36 ~ 4.09)	(0.52 ~ 3.79)

注：加粗表示该差异有统计学意义，$P < 0.05$；**：表示 $P < 0.01$；†：表示无统计学效力。

第三节　养老服务组织社会资本与组织绩效

将养老服务组织社会资本因子按照得分转换为二分类变量作为自变量，将组织绩效二分类各维度作为因变量，采用 Logistic 多元统计回归模型，对组织绩效有影响的组织基本特征作为各维度的控制变量纳入模型，探讨组织社会资本各维度与组织绩效各维度之间的统计学关系。

一、组织社会资本测量量表的维度赋值

将组织社会资本因子按照得分取中位数为截点值（≤中位数为 0，>中位数为 1）转换为二分类变量作为自变量，各维度具体赋值见表 4-7。

表 4-7　组织社会资本各维度赋值

变量名称	赋值	定义	数量/个	占比/%
规范	0	低	40	35.1
	1	高	74	64.9
共同愿景	0	低	57	50.0
	1	高	57	50.0
信任	0	低	63	55.3
	1	高	51	44.7
支持	0	低	59	51.8
	1	高	55	48.2

续表

变量名称	赋值	定义	数量 / 个	占比 /%
网络参与	0	低	63	55.3
	1	高	51	44.7
互动	0	低	69	60.5
	1	高	45	39.5
社会资本总分	0	低	46	40.4
	1	高	68	59.6

二、组织社会资本各维度与组织基础设施绩效多元统计分析

基础设施绩效的多元分析结果（表 4-8）显示，在组织社会资本的维度中，规范、总资本会对组织的基础设施绩效产生影响，相比规范程度比较差的组织，规范水平高的组织会产生更好的基础设施绩效（$OR = 3.55$），社会资本高的组织的基础设施绩效也较高（$OR = 5.75$）。

表 4-8 组织基础设施绩效多元统计分析

变量	类别	OR(95%CI)	P值
规范	0	1.00	
	1	3.55(1.39 ~ 9.09)	0.008
共同愿景	0	1.00	
	1	1.80(0.70 ~ 4.62)	0.221
信任	0	1.00	
	1	0.81(0.26 ~ 2.58)	0.727
网络参与	0	1.00	
	1	1.14(0.42 ~ 3.04)	0.800

续表

变量	类别	OR(95%CI)	P值
支持	0	1.00	
	1	0.42(0.14 ~ 1.23)	0.112
互动	0	1.00	
	1	1.09(0.35 ~ 3.42)	0.879
总资本	0	1.00	
	1	5.75(2.44 ~ 13.56)	0.000

注：控制变量为组织基本情况中的承担业务、年补贴金变量。

三、组织社会资本各维度与组织计划与执行力绩效多元统计分析

多元分析结果（表4-9）显示，组织的社会资本中只有总资本会对组织的计划与执行力绩效产生影响，其中总资本较高的组织有较好的计划与执行力绩效（$OR = 3.15$）。

表4-9 组织计划与执行力多元绩效统计分析

变量	类别	OR(95%CI)	P值
规范	0	1.00	
	1	3.04(0.80 ~ 11.50)	0.102
共同愿景	0	1.00	
	1	0.42(0.13 ~ 1.30)	0.132
信任	0	1.00	
	1	1.19(0.26 ~ 5.38)	0.824
网络参与	0	1.00	
	1	1.47(0.42 ~ 5.12)	0.550

续表

变量	类别	OR(95%CI)	P值
支持	0	1.00	
	1	0.87(0.22 ~ 3.39)	0.837
互动	0	1.00	
	1	1.14(0.24 ~ 5.35)	0.867
总资本	0	1.00	
	1	3.15(1.09 ~ 9.06)	0.034

注：控制变量为床位数。

四、组织社会资本各维度与组织业务拓展绩效多元统计分析

多元统计分析结果（表 4-10）显示，组织社会资本的共同愿景维度会影响组织的业务拓展绩效，共同愿景比较高的组织发生业务拓展的可能性是共同愿景较低的组织的 2.98 倍。

表 4-10　组织业务拓展绩效多元统计分析

变量	类别	OR(95%CI)	P值
规范	0	1.00	
	1	1.08(0.40 ~ 2.90)	0.875
共同愿景	0	1.00	
	1	2.98(1.16 ~ 7.67)	0.024
信任	0	1.00	
	1	0.63(0.21 ~ 1.93)	0.420
网络参与	0	1.00	
	1	0.78(0.30 ~ 2.03)	0.604

变量	类别	OR(95%CI)	P 值
支持	0	1.00	
	1	1.85(0.62 ~ 5.52)	0.269
互动	0	1.00	
	1	1.50(0.52 ~ 4.30)	0.449
总资本	0	1.00	
	1	1.21(0.41 ~ 2.86)	0.662

注：控制变量为收住限制、年补贴金额。

五、组织社会资本各维度与组织管理绩效多元统计分析

多元统计分析结果（表 4-11）显示，组织社会资本规范维度会影响组织的管理绩效，具有较完备的规范体系更有利于组织的管理（$OR = 5.81$）。

表 4-11　组织管理绩效多元统计分析

变量	类别	OR(95%CI)	P 值
规范	0	1.00	
	1	5.81(1.24 ~ 27.35)	0.037
共同愿景	0	1.00	
	1	1.03(0.26 ~ 4.05)	0.962
信任	0	1.00	
	1	1.91(0.34 ~ 10.65)	0.459
网络参与	0	1.00	
	1	0.36(0.09 ~ 1.44)	0.149

续表

变量	类别	OR(95%CI)	P值
支持	0	1.00	
	1	2.33(0.55 ~ 9.78)	0.249
互动	0	1.00	
	1	1.16(0.21 ~ 6.35)	0.864
总资本	0	1.00	
	1	0.42(0.14 ~ 1.30)	0.134

注：控制变量为组织人员规模、年补贴金、床位使用率。

六、组织社会资本各维度与组织卫生保健绩效多元统计分析

多元统计分析结果（表 4-12）显示，组织社会资本中，互动维度、总资本会影响组织的卫生保健绩效，即组织中成员之间、组织与上级部门、组织与服务对象之间互动越多，越利于组织开展卫生保健业务，活跃度较好组织的卫生保健绩效好于较闭塞的组织（$OR = 4.93$）；总资本较高的组织卫生保健绩效好于较低组织（$OR = 3.95$）。

表 4-12　组织卫生保健绩效多元统计分析

变量	类别	OR(95%CI)	P值
规范	0	1.00	
	1	0.46(0.18 ~ 1.14)	0.094
共同愿景	0	1.00	
	1	0.70(0.30 ~ 1.64)	0.414
信任	0	1.00	
	1	2.11(0.67 ~ 6.69)	0.205

续表

变量	类别	OR(95%CI)	P值
网络参与	0	1.00	
	1	0.72(0.29 ~ 1.80)	0.478
支持	0	1.00	
	1	1.55(0.53 ~ 4.54)	0.427
互动	0	1.00	
	1	4.93(1.72 ~ 14.11)	0.003
总资本	0	1.00	
	1	3.95(1.78 ~ 8.76)	0.001

七、组织社会资本各维度与组织辅助服务绩效多元统计分析

多元统计分析结果（表 4-13）显示，组织的社会资本中总资本会影响组织的辅助服务绩效，其中组织总资本较高的组织在开展辅助服务上显示较大的可能（$OR = 0.33$）。

表 4-13　组织辅助服务绩效多元统计分析

变量	类别	OR(95%CI)	P值
规范	0	1.00	
	1	0.75(0.25 ~ 2.30)	0.616
共同愿景	0	1.00	
	1	1.20(0.43 ~ 3.33)	0.729
信任	0	1.00	
	1	0.62(0.16 ~ 2.45)	0.496

变量	类别	OR(95%CI)	P值
网络参与	0	1.00	
	1	1.36(0.44 ~ 4.16)	0.592
支持	0	1.00	
	1	0.53(0.15 ~ 1.92)	0.336
互动	0	1.00	
	1	1.44(0.37 ~ 5.58)	0.598
总资本	0	1.00	
	1	3.07(1.16 ~ 8.07)	0.023

注：控制变量为人员规模、床位数。

八、组织社会资本各维度与组织总绩效多元统计分析

多元统计分析结果（表 4-14）显示，组织社会资本中，规范维度、信任维度、互动维度、总资本均会影响组织的总绩效。其中，规范程度高的组织相比程度较低的组织总绩效会有大幅的提高（$OR = 3.78$）；对其他的服务组织信任程度越高，组织整体的总绩效就越高；组织与上级部门、组织成员之间、组织与服务对象之间的互动越多，组织总绩效就越好；相比资本低的组织，总资本高的组织的总绩效也较好（$OR = 2.64$）。

表 4-14　组织总绩效多元统计分析

变量	类别	OR(95%CI)	P值
规范	0	1.00	
	1	3.78(1.30 ~ 10.96)	0.015
共同愿景	0	1.00	
	1	1.31(0.52 ~ 3.31)	0.572

续表

变量	类别	OR(95%CI)	P值
信任	0	1.00	
	1	0.12(0.03 ~ 0.54)	0.002
网络参与	0	1.00	
	1	0.81(0.30 ~ 2.25)	0.668
支持	0	1.00	
	1	1.70(0.53 ~ 5.46)	0.375
互动	0	1.00	
	1	7.73(2.07 ~ 28.90)	0.002
总资本	0	1.00	
	1	2.64(1.16 ~ 6.02)	0.021

注：控制变量为承担业务情况、组织人员规模变量。

第四节　讨论与建议

一、讨论

（一）组织基本特征与组织绩效的关系

1. **组织基本特征与组织基础设施绩效关系**　单因素回归结果显示，组织承担业务、年补贴金额会影响组织的基础设施绩效，其中承担多项业务的组织在基础设施绩效方面是单一业务组织的 5.76 倍。国家大力倡导发展养老服务产业，采用以家庭养老为基础，以社区养老为依托，以机构养老为保障的全方位养老方式，要求服务组织在提供基本生活照料基础上，开展文化、体育多样化的服务方式，满足不同文化层次、不同经济水平老年人的养老需求。在这样的大环境下，养老服务组织积极响应政府号召，积极开发符合自身情况的多元养老模式。模式的多样性直接带来消费对象增加和企业微利积累，进而激发组织完善基础设施、扩张规模的热情。获得补贴金额 > 10 万元 / 年组织的基础设施绩效高于 5 万 ~ 10 万元和 < 5 万元的组织（ OR = 3.95）。

调查发现，获得补贴金额 > 10 万元的多为公办敬老院，政府采用实报实销的方式给予院内无保或低保老人兜底保障，政府的福利性保障政策是这类组织进行场地、住房条件等周边服务设施、设备完善的直接动力。

2. 组织基本特征与组织计划和执行力绩效的关系　组织的床位数会影响组织的计划与执行力绩效，其中 50 ~ 100 张床组织的计划与执行力最高，是其他类组织的 13.27 倍。组织的计划与执行力绩效是评价组织是否具有制订并完成持续性组织目标的能力。中等规模组织能制订较为务实的工作目标，较好地完成组织计划。这些中等规模的组织往往是发展情况较为良好的社会企业，其管理人员和工作人员的专业程度较高。组织较好的计划与执行力是其服务水平和服务质量的有利保证。

3. 组织基本特征与组织拓展业务绩效的关系　收住限制和年补贴金额会小幅度影响组织的拓展业务绩效，其中收住无限制组织的拓展业务绩效比有限制组织高（$OR = 0.29$），年补贴金额为 5 万 ~ 10 万元、 > 10 万元的组织绩效都高于 5 万元以下的组织（OR 分别为 0.15 和 0.20）。收住限制往往集中在工作人员缺乏、收费水平低、只接受、偏瘫和精神异常老人的组织中，其服务业务只需要保证基础生活照料，不需要进一步的业务拓展，经费不足和人员缺乏也极大限制了业务发展。

4. 组织基本特征与组织管理绩效的关系　分析结果显示，组织的工作人员数、年补贴金额和床位利用率会影响组织的管理绩效，其中人员在 7 ~ 12 人组织的管理绩效较好（$OR = 7.23$），年补贴金额 > 10 万元的组织有较好的管理绩效（$OR = 5.78$）。人员规模中等的组织往往有较高的计划与执行力，能制订服务流程和操作规范、人员分工明确、定期开展自我评价。充足的补贴资金可以保证组织在聘用较高水平员工方面的优势，进一步提升组织的管理绩效。

5. 组织基本特征与组织卫生保健绩效的关系　组织的卫生保健绩效涉及组织的日常医疗保健能力、医养结合程度和医疗周边设备配置程度。上述研究未发现组织基本特征对组织卫生保健绩效的影响有统计学意义。目前大多数组织采取的模式是与机构定点医疗机构合作，开通组织内老人就诊绿色通道，除了享受挂号、就医等医疗"特权"以外，部分医疗机构提供上门服务（如定期体检、康复护理等）。卫生保健中政府进行宏观操作的程度很大，为了保证服务对象的医疗服务需求，有条件的组织要向卫生健康委员会申请独立的卫生室，聘请执业医师、护士院内定点执业，无法达到条件的与当地医疗机构进行定点合作，开设绿色通道。可见，组织基本情况能产生的影响程度有限。

6. 组织基本情况和床位与组织辅助服务绩效的关系　组织的工作人员和床位数会影响组织的辅助服务绩效，组织的辅助服务绩效涉及组织能够给入住老人提供代购物、代通信、代就医等的程度。工作人员数在 7 ~ 12 人的组织相比其他组织能非常好地开展辅助服务（$OR = 20.12$）。此外，床位数 < 100 张的组织更有能力开展辅助服务（$OR = 25.28$），此类组织大多为公办养老院，服务对象的特殊性是这类组织大力开展辅助服务的客观原因。

7. 组织基本特征与组织总绩效的关系　组织的承担业务情况与总绩效之间的差异有统计学意义（$OR = 0.17$），工作人员数在 7 人以上组织的总绩效高于人数低于 7 人的组织。7 ~ 12 人组织总绩效高的可能性是 < 7 人组织的 0.37 倍，而 12 人以上组织总绩效高的可能性是 < 7 人组织的 0.32 倍。

（二）组织社会资本规范与组织绩效的关系

1. 组织社会资本基础设施与组织绩效关系　基础设施绩效的多元分析结果显示，规范对组织的基础设施绩效产生影响，相比规范程度比较差的组织，规范水平较高组织的基础设施绩效更好（$OR = 0.3$）。有全方位、可操作的规章且操作规范的组织在目前养老服务市场中有两大类：一类是大型民营养老服务组织，资历较老，在整个服务产业中占据较大市场份额，其组织结构制度完善、人员分布合理、往往在背后有雄厚的资金支持，完善的基础设施是组织作为行业标杆的重要条件；另一类组织比较明显的特点就是组织管理人具有较高的文化素养和管理经验，其规模往往不大，但是在从建立到发展过程中，管理者深谙社会资本在获取组织发展所需资源中的绝对优势，能够掌握政府政策的动态，一方面解决政府在养老方面的燃眉之急，主动承接一定凸显养老事业社会效益的工作，另一方面能够完善自身软实力、培训人员、完善制度等，帮助组织争取到更多政府资助和业务，也赢得了较好的社会口碑，扩张速度快，基础设施日趋完善。这些组织能从众多社会企业中脱颖而出离不开管理者对各方面社会资本的开发与利用。

研究在上述方面只显示非常微弱的正相关关系。本次调查发现，很多公办养老组织在规模和基础设备上都远超于其他组织，但是公办组织在业务上不接受自费人员，不与市场接轨，组织发展全靠等、靠、要，政府的养老事业规划的兜底定位，决定了这类组织发展的最终方向。保证三餐，保证去世后入土为安，娱乐活动单调多为打麻将、打牌等，工作人员多为当地家庭妇女，按照道德标准进行业务开展，基本上没有可操作性比较强的组织规范；管理人员为基层退休村书记或者村会计兼任，管理方法陈旧更谈不上管理绩效。

2. 组织社会资本共同愿景与组织绩效的关系 社会资本的共同愿景维度会影响组织的业务拓展绩效。共同愿景是指养老服务组织对国家老龄事业战略规划、组织项目工作和发展目标的认同程度，以及对其他同类服务组织工作现状的了解程度等。共同愿景强的组织在业务拓展方面具有较大优势。传统型组织的共同愿景往往与管理者个人的共同愿景有较强的重合性，因为组织中个体的相对独立性、个体感知的差异化，组织呈现多层次，以及组织个体目标和利益的双重性等，都促使组织出现不同层次的社会资本。管理者的社会资本往往能自上而下地影响组织内其他个体，最终成为组织社会资本的主流，这也是诸多学者进行组织社会资本研究的理论基础。社会资本是比较抽象的概念，可以无限"膨胀"，即个体社会资本通过在群体和组织内的共享行为，以及组织对个体社会资本的吸收，内化为组织社会资本。组织成员在一致的共同愿景下，积极进行网络参与和互动，准确把握组织所处社会环境、政策环境，做出合理的发展策略。养老服务组织能比较好地跟随政府"创新"步伐，开辟养老新路径，不论是新型的社区养老、日托型机构，还是超新概念型养老服务组织——智慧养老平台，这些创新路子大幅度拓宽了组织的整个发展方向，社会资本增加的良性结果就是能充分拓宽资源来源的渠道，在人力、财力充分的基础上，组织绩效相应地会提升。

3. 组织社会资本互动与组织绩效的关系 互动是衡量组织与上级机构、组织内部成员之间，成员与服务对象之间的联系程度的指标。互动会影响组织的卫生保健绩效，能否给服务对象提供基本医疗卫生服务（包括有基本医疗器械），是否拥有一定的医务人员和提供基本医疗服务的能力是卫生保健绩效评价的基本内容。养老组织的医养结合功能归属卫生行政管理部门管理。养老服务组织要自行创造提供医疗卫生服务的条件，包括置办场地、购买相关器材、聘请医务人员等，并在此基础上按照卫生法中关于医疗机构的申请审批程序申请审批。整个申请程序费时、费事，并且要满足审批条件，需要前期丰厚的资金投入。目前能进行独立医疗服务的养老组织集中在康复医院和医疗机构开办的养老服务机构，它们只是在常规医疗服务业务中开拓了养老服务，这种模式建立起的高水平医养结合业务，不论从成本还是难度上都要小于常规模式，一旦医养结合业务开展起来，组织将获得来自民政部门和卫生部门两方面的资金补贴。社会企业开办的养老机构开展内容全面的医养结合业务较难，原因不仅在于开展此类服务需要大量的资金，而且需要与政府有深层次的互动。

4. 养老服务组织社会资本参与、支持、信任维度与组织绩效的关系

研究表明，社会资本的参与维度、支持维度与信任维度与组织的绩效之间均没有统计学相关性。养老服务组织社会资本参与维度与上级部门之间、同类组织之间的活动参与程度以及能否取得上级部门支持和信任不会对组织绩效产生影响。研究表明，民办组织参与养老服务是社会办养老服务组织的重要力量。我国"十三五"老龄事业规划中明确提出以居家为基础、社区为依托、机构为补充、医养相结合的养老服务体系。社区的居家养老服务成为城市养老的核心力量，但也存在社区政府购买养老服务的层次低、种类少的问题。城市民办养老服务组织仍然是城市中养老服务的主力，这类组织以服务性收入为主要资金来源，自负盈亏，完全市场化运作。虽然近几年购买服务和业务监督的开展使得政府作为守门人开始进入养老市场，但是在资金投入不平衡，过多倾斜于农村地区的兜底服务，尚未有效盘活政府作为民办组织引路人的效益机制，组织与政府直接的联系尚未上升到可以应用社会资本理论全面提高养老服务组织各方面绩效的程度。

虽然部分社会资本尚未对组织绩效产生明显影响，但是可以看出，政府已经开始作为监督人进入养老服务产业，养老服务产业从不同组织各自为政，到现在建立起基本一致的组织管理规范、有操作性较强的日常规范管理系统，这些监管实际上起到了一种助力作用。政府作为调整产业发展方向的引路人，在使整个养老服务产业更加专业化、技术化、知识化的同时，可以有效刺激组织进行自我提高与自我完善，这也是组织进一步开发社会资本资源提升组织绩效的有效途径。尽管我国重视老龄事业的发展，政府仍在逐步探索有效的模式，但是不管模式怎样调整，组织个体仍然是基本的立足点。只有相当程度的组织个体能够不断自我完善，在适应政策发展的同时注重组织自身的资源能力建设，才能提升整个养老服务产业的服务水平。社会资本在这些组织面临人力不足、设施不完善等问题的情况下，仍表现出提高养老服务组织绩效的明显作用，相信未来这方面的作用会越来越明显。

二、养老服务组织社会资本的培育策略

（一）养老服务组织需要主动调整自我发展方向，创造纵向社会资本

养老服务组织纵向的社会资本是指组织与政府及相关职能部门间培养出的相对稳定的社会关系及其间的资源。就组织网络参与部分的社会资本，要充分拓展组织的外部网络，建立与政府、医疗部门和大众的互动框架。首先是建立起与政府有关部门的合作关系，实现优势互补。养老服务组织在面对政府服务购买与监督过程中，要尝试自我调整，从被动接受政府的考核、业务指导以及固执守旧的理念转向主动迎合，获取政府信任与支持。在纵向社会资本中，通过更好地融入政府的政策获取其对组织的信任和支持，是培育养老服务组织纵向社会资本的关键窗口。显然在我国，相对于横向社会资本，纵向社会资本会起到更为关键的作用，组织要在不断完善管理规范的同时，注重养老服务产业的社会效益，并且主动在改善养老服务体系模式过程中敢于创新，在为政府排忧解难的同时能获得更多的业务合作，这不仅有助于培育出丰富的纵向社会资本，也有助于养老服务组织直接经济效益的增加。

（二）政府需要调整直系监督管理部门，用政策倾斜带动社会资本培育

政府需要适时调整各级老龄办的管理职能，避免与民政部门职能混淆的情况。当地将养老服务组织的业务管理从老龄事业中剥离，培养更加专业化的业务管理人员，建立更加符合组织基本情况的管理制度和监督评估标准，填补行业监督评估标准体系的空白。要有针对性地对不同类型（包括公办和民办）养老服务组织进行分类管理，更加完善和贴合国家政策，更有利于组织自身提升，促进和拉动养老服务组织社会资本的自建自育。

提升养老服务组织在参与养老服务活动过程中的互动，如由民政等相关部门牵头，定期举行国家层面和地区层面养老服务工作新方针、新政策、新战略的贯彻会议，研讨提升老年服务能力的方法和策略，促进养老服务组织与政府部门之间的联系沟通，深度刺激养老服务组织的网络参与，激发老年服务组织网络关系的强大能量，强化信任、互动、支持、规范等社会资本存量，整合行业可利用资源，开创合作新局面，从而提升养老服务组织的工作绩效。

（三）养老服务组织需要开放基础人员系统，注重横向社会资本的培养

养老服务组织的横向社会资本是指组织与其他相关平等主体之间形成的稳定的社会关系及其资源。强化组织内部信任是创造行业横向社会资本良好

的信用基础。一方面，可以通过建立多种形式的员工交流平台，如组会、座谈会、意见箱等方式，吸纳组织内成员对养老服务组织的发展建议，尽量通过面对面的交流来解除员工工作中的疑问，培育组织内部纵向的信任感；另一方面，利用成员之间的信任感来影响组织专业知识的分享和传递，良好的组织内知识传递是提高组织成员、服务工作和服务能力的关键。另外，不同组织管理者要将较一致的核心经营理念和行业未来发展前景传递给员工，并通过双向沟通建立共通的具有鼓舞性、明确性、合理性和相对稳定性的养老服务事业的共同愿景。这种横向的社会资本建立在平等的社会结构中，也是整个养老服务行业嵌入城市、农村、社区等各个服务市场中的行动基点。这也是养老服务组织之间互惠平等和支持的升华。这类资本要求组织成员之间要有更实质化和专业化的交流，先培养养老服务组织内部的互动参与，再针对性地培养组织成员对组织的认同感和归属感。横向组织之间大量网络互动和活动参与，使得整个行业基本人员的共同愿景产生横向流动，从而带动整个服务行业社会资本的提升。

第五章 宏观层面社会资本与健康老龄化关系

宏观层面的社会资本主要是从国家或区域角度出发，分析社会资本存量及要素在国家系统中运行的机制及产生的影响。健康老龄化作为当前世界各国应对人口老龄化挑战的必然选择，其目标的实现迫切需要国家宏观社会体系多领域的协作和推进，因此，研究宏观层面社会资本对促进世界范围内健康老龄化社会体系的构建和目标的实现无疑是一项战略性任务。

第一节　宏观社会资本与健康老龄化指标及来源

一、宏观社会资本研究的资料来源

宏观社会资本研究涉及的资料采用 2015 年全球年龄观察指数调查报告（*Global Age Watch Index*）中的收入安全性、健康状况、就业与教育能力、赋能环境 4 个领域，世界幸福指数调查报告（*World Happiness Report*）中的人均国内生产总值、基尼系数、期望寿命，世界价值观调查报告（*World Values Survey*）中的社会支持、信任（对一般人的信任、对政府的信任）等内容为研究对象。

全球年龄观察指数调查报告由国际助老会（Help Age International, HAI）在 2013 年推出。国际助老会是一家国际非营利性组织，帮助老年人表达自身的权利，挑战歧视并消除贫困，从而过上有尊严、安全、积极和健康的生活。该报告根据各国老龄人口的发展情况，主要基于收入安全性、健康状况、就业与教育能力和赋能环境 4 个领域，进行世界各国老年人生活质量和福利状况排名。

世界幸福指数调查是由联合国和哥伦比亚大学地球研究所共同进行的一项比较全球 157 个国家和地区人民幸福程度的调查，内容包括国家幸福感排名和来自不同角度的数据分析，始于 2005 年，分别于 2012 年、2013 年、2015 年等年份发布报告。《2015 年全球幸福指数报告》依据盖洛普全球民意数据调查，综合考虑各国人均国内生产总值、社会支持、平均健康寿命预期、人生抉择自由、慷慨程度、免于贪腐的自由等多项因素，对 157 个国家做了幸福程度排名。

世界价值观调查项目由 Ronald Inglehart 教授发起并主持，旨在描述世界社会文化和政治变迁等问题，是迄今为止最大规模的世界文化现代化研究项目。该项目源于 20 世纪 80 年代，以 3 ~ 5 年为 1 个周期开展价值观普查，现已经完成 7 轮（最新一轮调查在 2010—2014 年），覆盖全球 6 大洲、97 个社会群体、88% 的人口。

宏观社会资本研究所使用的资料：首先，通过《2015 年全球年龄观察指数调查报告》确定瑞士、挪威、瑞典、德国、加拿大、荷兰、冰岛、日本、美国、英国、丹麦、新西兰、奥地利、芬兰、爱尔兰、法国、澳大利亚、以色列、卢森堡、巴拿马等 96 个国家的收入安全性、健康状况、就业与教育能力、赋能环境等相关指标。其次，依据世界幸福指数调查报告和世界价值观调查收集上述 96 个国家 2015 年的人均 GDP、基尼系数、期望寿命、社会支持、信任（对一般人的信任、对政府的信任）等指标。最后，根据收集指标的缺失情况，剔除 19 个国家，最终确定瑞士、瑞典、德国、加拿大、荷兰、日本、美国、英国、丹麦、奥地利、芬兰、爱尔兰、法国、以色列、卢森堡、巴拿马、智利、捷克、爱沙尼亚、比利时等 77 个国家。

二、宏观社会资本与健康老龄化指标及其来源

在文献复习的基础上，根据指标收集的可能性，分别对宏观社会资本和健康老龄化两大类相关指标（表 5-1）进行有目的的资料收集。

1. **宏观社会资本相关指标及其来源** 宏观社会资本指标包括世界幸福指数调查中的"社会支持"和世界价值观调查中"对一般人的信任""对政府的信任"3 个指标。在这些指标中，测量社会支持的问题是"如果您遇到困难，是否有亲戚朋友可以指望在您需要的时候帮助您"；测量"对一般人的信任"的问题是"一般来说，您认为大多数人是可以信任的，还是和人相处越小心越好"；测量"对政府的信任"的问题是"您对下面这些组织的信任程度如何（逐项询问以下 19 个组织，宗教团体、军队、新闻出版业、电视台、工会、警察、法院、中央政府、政党、人民代表大会、行政机关、大学、大企业/大公司、银行、环境保护组织、妇女组织、慈善组织或公益组织、亚太经合组织、联合国）"。信任程度选项包括很信任、信任、不太信任，根本不信任，通过信任率和社会支持指数评价。

国家信任水平评价的计算公式如下：

$$信任率 = \frac{回答"大多数人是可以信任（对政府很信任/信任）"的人数}{有效回答此题的人数} \times 100\%$$

国家社会支持水平评价的计算公式如下：

$$社会支持指数 = \frac{回答"有亲戚朋友可以帮助我"的人数}{有效回答此题的人数} \times 100\%$$

2. 健康老龄化相关指标及其来源

（1）全球年龄观察指数调查

1）收入安全性：包括养老金收入覆盖程度、老年人贫困率、老年人相对福利水平、老年人人均国内生产总值4个二级指标。

2）健康状况：包括60岁的预期寿命、60岁的健康期望寿命和心理健康状况3个二级指标。

3）就业与教育能力：指老年人在就业、受教育等方面获取资源及影响健康的能力，体现老年人群体社会适应力，包括老年人就业状况、老年人受教育程度2个二级指标。

4）赋能环境：包括老年人的社交联系面、身体安全、公民自由、公共交通方便性4个二级指标。

（2）世界幸福指数调查：①人均国内生产总值；②基尼系数；③期望寿命。

3. 变量及其来源 考虑到模型的稳定性和指标收集的可行性，最终选择了基尼系数、人均国内生产总值、收入安全性、赋能环境进入回归方程。

表5-1 宏观社会资本和健康老龄化指标说明

序号	指标名称	指标含义
1	社会支持	反映社会资本水平的指标
2	对一般人的信任	反映社会资本水平的指标
3	对政府的信任	反映社会资本水平的指标
4	收入安全性	反映老年人经济保障情况的指标
5	健康状况	反映老年人生理心理健康的指标

序号	指标名称	指标含义
6	就业与教育能力	反映老年人社会适应能力的指标
7	赋能环境	反映老年人生活环境的指标
8	人均 GDP	反映国家经济发展水平的指标
9	基尼系数	反映国家收入差距的指标
10	期望寿命	反映国家健康水平的指标

4. 相关指标数据收集 根据《2015 年全球年龄观察指数报告》中的国家排名，确定每个国家的收入安全性、健康状况、就业与教育能力和赋能环境 4 个指标，收集上述国家在《2015 年世界幸福指数报告》中的社会支持、人均国内生产总值、基尼系数、期望寿命等指标，如没能在《2015 年世界幸福指数报告》中收集到相关指标，则使用之前年份的平均值替代。在《2015 年世界价值观报告》中收集上述国家的"对一般人的信任"和"对政府的信任"指标，最终根据获取数据是否完整将资料完整的国家纳入分析。

三、资料录入和资料分析

使用 SPSS20.0 和 Excel2013 对提取的指标数据进行整理和统计分析。数据分析主要是采用多元线性回归分析社会资本与健康老龄化相关指标的关系。用强迫进入法建立最终模型，通过标准化系数（系数 β）比较不同自变量对因变量的影响。

第二节　我国宏观层面社会资本现况

一、居民信任水平

在 2010—2014 年世界价值观调查中（表 5-2），我国 2 300 位调查对象中有 60.3% 的人表示"大多数人是可以信任的"，相比 2005—2009 年调查结果（52.26%），一般信任水平上升近 8%；37.7% 的调查对象对政府很信任，46.9% 的调查对象对政府信任，总体对政府信任水平较高。

表 5-2　2010—2014 年世界价值观调查中社会资本水平

社会资本指标		人数 / 人	构成比 /%
信任水平	大多数人是可以信任的	1 388	60.3
信任水平	和人相处越小心越好	811	35.2
	不知道	60	2.7
	缺失值	42	1.8
对政府的信任程度	很信任	867	37.7
	信任	1 078	46.9
	不太信任	143	6.2
	不知道	68	3.5
	缺失值	122	5.7

二、我国社会支持指数

2006—2015 年居民的社会支持指数均 ≥ 0.75 并呈波浪式上升趋势（图 5-1）。其中，2014 年社会支持指数最高，达 0.82；2006 年和 2008 年社会支持指数最低，均为 0.75。

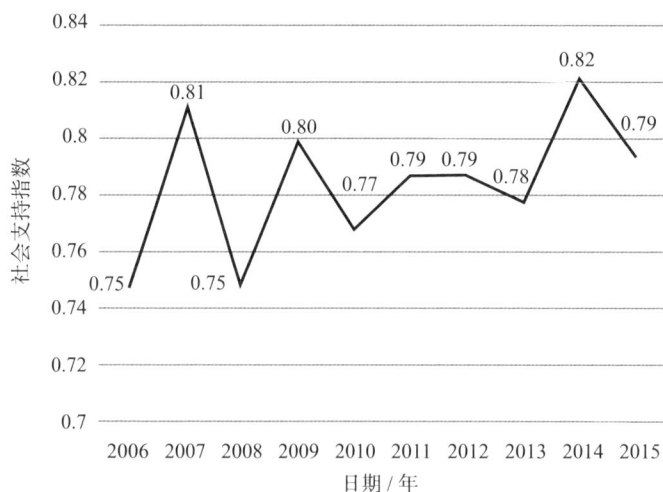

图 5-1　我国 2006—2015 年社会支持指数

第三节　宏观层面社会资本与健康老龄化

一、社会资本与期望寿命的关系

以期望寿命为因变量，以人均国内生产总值、社会支持指数、对一般人的信任、对政府的信任、基尼系数为自变量，使用强迫进入法进行多元线性回归分析，结果（表 5-3）显示，人均国内生产总值和对政府的信任对期望寿命的影响有统计学意义。人均国内生产总值越高，人们的期望寿命越高；而对政府的信任程度越高，期望寿命可能降低。社会资本能够提升人均国内生产总值，增加国民的经济收入。

表 5-3　期望寿命影响因素的多元线性回归分析

变量	系数 B	系数标准误	系数 β	t 值	P 值
常量	24.148	7.468		3.234	0.002
人均 GDP	4.216	0.754	0.587	5.589	0.000
社会支持	0.642	0.672	0.100	0.956	0.343
对一般人的信任	0.366	0.586	0.067	0.624	0.534
对政府的信任	− 0.631	0.303	− 0.180	− 2.084	0.041
基尼系数	− 7.598	6.532	− 0.110	− 1.163	0.249

二、社会资本与收入安全性的关系

收入安全性包括养老金收入覆盖程度、老年人贫困率、老年人相对福利水平和老年人人均国内生产总值 4 个指标，因此在探讨社会资本对收入安全性的影响时未将人均 GDP 作为控制变量，而是以收入安全性为因变量，以社会支持指数、对一般人的信任、对政府的信任、基尼系数为自变量，使用强迫进入法进行多元线性回归分析，结果（表 5-4）显示，社会支持指数、基尼系数对收入安全性的影响有统计学意义。国家的社会支持指数越高，收入安全性越高；基尼系数越大，收入安全性越低。研究表明，社会支持指数能够正向影响人们的收入安全性，从而影响老年人的健康。基尼系数能够反映国人收入差距的现状，提高社会资本的效用对基尼系数的变动会产生一定影响。

表 5-4　收入安全性影响因素的多元线性回归分析

变量	系数 B	系数标准误	系数 β	t 值	P 值
常量	30.515	20.473		1.491	0.140
社会支持	7.953	2.387	0.375	3.332	0.001
对一般人的信任	1.894	2.296	0.104	0.825	0.412
对政府的信任	− 2.076	1.197	− 0.180	− 1.734	0.087
基尼系数	− 79.572	24.621	− 0.348	− 3.232	0.002

三、社会资本与健康状况的关系

以健康状况为因变量，以人均国内生产总值、社会支持指数、对一般人的信任、对政府的信任、基尼系数为自变量，使用强迫进入法进行多元线性回归分析，结果（表 5-5）显示，人均国内生产总值、基尼系数对健康状况的影响有统计学意义。人均国内生产总值越高，健康状况越好；基尼系数越大可能对健康状况越不利。研究表明，人均国内生产总值和国民收入增长对国民健康具有至关重要的促进作用，这也是经济与健康双向发展的理论依据。国民健康是需要相关"投资"才能获得的结果，发挥社会资本的作用，包括促进就业、提高个人收入、营造良好的环境条件、适宜的医疗卫生服务以及有效降低基尼系数，从而对健康产生影响。

表 5-5　健康状况影响因素的多元线性回归分析

变量	系数 B	系数标准误	系数 β	t 值	P 值
常量	− 122.488	20.972		− 5.841	0.000
人均 GDP	16.799	2.118	0.815	7.931	0.000
社会支持	− 1.648	1.886	− 0.089	− 0.874	0.385
对一般人的信任	1.522	1.645	0.097	0.925	0.358

变量	系数 B	系数标准误	系数 β	t 值	P 值
对政府的信任	0.165	0.850	0.016	0.195	0.846
基尼系数	66.309	18.343	0.333	3.615	0.001

四、社会资本与就业与教育能力的关系

以就业与教育能力为因变量，以人均国内生产总值、社会支持指数、对一般人的信任、对政府的信任、基尼系数为自变量，使用强迫进入法进行多元线性回归分析，结果（表 5-6）显示，人均国内生产总值、对一般人的信任对就业与教育能力的影响有统计学意义。人均国内生产总值越高，对一般人的信任度越高，就业与教育能力越好。研究发现，社会资本和人力资本对就业实现有显著影响。通过建立社会资本和就业与教育实现关系模型进行分析，结果表明拥有的社会资本越充裕，人力资本越丰富，就业与教育能力实现的概率就越大。

表 5-6 就业与教育能力影响因素的多元线性回归分析

变量	系数 B	系数标准误	系数 β	t 值	P 值
常量	− 15.102	21.766		− 0.694	0.490
人均 GDP	4.507	2.199	0.262	2.050	0.044
社会支持	− 0.626	1.958	− 0.041	− 0.320	0.750
对一般人的信任	6.244	1.707	0.475	3.658	0.000
对政府的信任	− 0.814	0.882	− 0.097	− 0.923	0.359
基尼系数	10.007	19.038	0.060	0.526	0.601

五、社会资本与赋能环境的关系

以赋能环境为因变量，以人均国内生产总值、社会支持指数、对一般人的信任、对政府的信任、基尼系数为自变量，使用强迫进入法进行多元线性回归分析，结果（表 5-7）显示，人均国内生产总值、对一般人的信任、对

政府的信任对赋能环境的影响有统计学意义。人均国内生产总值越高，对一般人的信任度越高，对政府的信任度越高，赋能环境越高。研究表明，以社会信任为核心要素的社会资本对环境资源管理、环境资源可持续利用和环境保护具有一定影响，社会信任通过环境责任行为影响环境政策的有效性。社会资本与我国居民环境意识之间存在不同影响，社会信任度高对人们环境意识的提高有影响。

表 5-7　赋能环境影响因素的多元线性回归分析

变量	系数 B	系数标准误	系数 β	t 值	P 值
常量	15.594	11.778		1.324	0.190
人均 GDP	3.795	1.190	0.370	3.190	0.002
社会支持	0.040	1.059	0.004	0.038	0.970
对一般人的信任	1.942	0.924	0.248	2.103	0.039
对政府的信任	1.856	0.477	0.371	3.888	0.000
基尼系数	2.675	10.301	0.027	0.260	0.796

第四节　讨论与建议

一、讨论

2005 - 2009 年的世界观调查中，52.3% 的调查对象表示支持"大多数人是可以信任的"；2010 - 2014 年世界价值观调查中，60.3% 的调查对象表示支持"大多数人是可以信任的"。从中可以看出，相比 2005 - 2009 年，2010 - 2014 年调查对象对一般人的信任上升了近 8%，而这一指标在 1990 年为 60.3%，1995 年为 52.3%，2002 年为 54.5%，总体上看，"对一般人的信任水平"呈现先下降再上升的趋势。早期社会信任水平下降可能来自经济快速发展的副产物，频发的公共事件降低了人们对信任的感受。随着经济战略由快速增长转为稳定增长，以及社会正能量事件的宣传，人们的信任感逐渐升高。在 2010 - 2014 年的世界价值观调查项目中，84.6% 的调查对象表示对政府信任以及很信任，由此看出调查对象对政府的信任水平很高。我国学者池上新通过分析 2010 年中国社会综合调查（CGSS2010）数据发现，居民对政府的信任在东、中、西部区域差序格局显著，即东部最低，中部其次，西部最高，他认为这与"西部大开发"战略有关，西部居民切身感受到国家政策带来的利益，因此自然提升了对政府工作的满意度和信任度。由此可见，居民对政府的信任程度与政府实行的政策密切相关，居民的关注点是政府的政策能否带来切身利益。在 2006 - 2015 年，社会支持指数一直有波动，波动范围为 0.75～0.82，小范围内的波动可能是因为每年社会环境的差异性，但是可以看出，社会支持指数常年维持在 ≥ 0.75，社会支持水平整体较高。

宏观社会资本与健康老龄化显著相关，不同的宏观社会资本指标通过影响"期望寿命""收入安全性""就业与教育能力"和"赋能环境"等不同方面对健康老龄化起作用。宏观社会资本中的社会支持提升主要通过有效提高老年人的收入安全性，影响健康老龄化；对一般人的信任度和对政府的信任度的提高能改善老年人的社交联系面、身体安全、公民自由、公共交通方便性等赋能环境，并且对一般人的信任度还能通过提升老年人在就业和受教育等方面获取资源及影响健康的能力，即老年人的社会适应力，促进健康老龄化。

对一些发达国家资料进行研究发现，对政府的信任程度高低与出生时的期望寿命呈负相关，可能原因是公众对于政府的信任程度受经济、社会、政治与文化等众多因素的混合影响。研究还显示，人均国内生产总值越高的国家的人群期望寿命越长。由世界银行提供的 117 个国家 1980—2011 年的数据显示，人均 GDP 对国家间预期寿命差异的影响率为 74%。

社会资本本质反映的是社会关系，社会资本存量越高，越容易摄取健康相关资源，从而影响健康。宏观社会资本可通过形成和展开的网络嵌入较大的政治经济系统或文化和规范的系统之中，影响个体维护和促进健康的能力以及个体在国家系统中的发展。2015 年，WHO 在其发布的《关于老龄化与健康的全球报告》（简称《报告》）中更新了"健康老龄化"内涵，将其定义为"发展和维护老年健康生活所需的功能发挥过程"，并首次将健康老龄化分为内在能力和功能发挥两个层次维度。其中，内在能力强调个体生理与心理健康功能的整合，功能发挥则强调老年个体价值的实现。前者突显的是在老年人个体特征基础上自身维护和促进健康的能力，而后者突出的是其内在能力与环境的作用过程。

周广肃等人通过分析中国家庭追踪调查（China Family Panel Studies，CFPS）数据发现，社会资本对健康状态产生了积极的影响，且社会资本可以有效减缓收入差距对个人健康的损害。陶裕春等分析 2013 年中国健康与养老追踪调查数据得出：客观的社会支持与农村老年人的心理健康之间存在因果关联，农村老年人获得子女提供的经济支持、日常照料对身心健康具有积极影响。一方面可能因为个体社会资本作用于个体的健康效应显著，但宏观经济因素往往会稀释或削弱宏观社会资本与健康状况之间的关系，而研究发现人均国内生产总值、基尼系数等宏观经济指标对人群健康状况的影响具有统计学意义。另一方面可能因为宏观层面社会资本通过形成和展开的网络嵌入较大的政治经济系统或文化和规范的系统之中，共同作用于整个系统中个体维护和促进健康的能力以及个体在国家系统中的发展，从而导致个体健康水平的变化，使得宏观社会资本对健康状况直接作用不明显。此外，可能因为宏观层面社会资本，如网络与参与、规范、价值观和共同愿景、信任、互惠等要素体现不足，且处于碎片化过程，缺乏对社会资本有意识地整合和利用，导致宏观社会资本作用于整个健康老龄化系统中的个体健康效应不显著。

通过以上分析可以看出，宏观社会资本与健康老龄化有一定相关性，但是不同社会资本指标对健康老龄化的影响不同。宏观社会资本可通过影响老年人的社会适应力、获取健康的能力和赋能健康环境，影响健康老龄化，但作用于个人健康方面则效应不明显。与此同时，我们也清醒认识到上述分析尚有不足：首先，由于宏观层面社会资本指标和健康老龄化指标均采用国际第三方机构的现有数据，且不同指标数据来源于不同的调查数据；其次，我们仅探索了社会资本的两个要素指标，即社会支持和信任（包括对一般人的信任和对政府的信任）与健康老龄化的关系，但仅这两个要素尚不能完整反映一个国家的社会资本水平；再次，虽然研究过程中控制了一些混杂因素，如人均国内生产总值、基尼系数，但宏观层面社会资本与健康老龄化的关系受多种因素的影响，而且有些指标无法获取，限制了宏观社会资本与健康老龄化关系深入的研究与探索。

二、建议

（一）加强宏观层面的社会资本培育，提升宏观社会资本存量

当前国内关于社会资本的研究报道多集中于个体社会资本这种微观层

面，对宏观层面的社会资本的研究不足，尤其在健康老龄化领域更为明显。其实，健康老龄化目标的实现需要整个国家的政治、经济和文化系统的联动与协作。研究社会资本如何嵌入国家的政治、经济和文化系统之中，对健康老龄化社会的建设发展产生作用，使宏观社会资本与健康老龄化具有很好的契合性十分重要。加强宏观层面的社会资本培育，提升宏观社会资本存量，对健康老龄化社会建设目标的实现具有一定的积极意义。

加强健康老龄化领域宏观层面的社会资本培育，可以从以下两个方面考虑：一方面，通过积极培育国家内部共同的价值取向和共同愿景等社会资本，可以提升宏观社会资本存量，如进一步倡导营造尊老、敬老、爱老、助老的社会新风尚，并形成具体、可操作的无形规范，以实现从"以法治孝"回归到"以德治孝"，从"经济赡养"到"经济和精神双赡养"的目标；另一方面，通过提升社会支持和信任等方面增加宏观社会资本存量，如拓展老年人社会支持网络、培育人与人之间的信任、提高老人个体对政府的信任水平等。

（二）综合发挥社会资本与其他社会因素的协同作用

从健康老龄化内涵来看，健康老龄化不仅是一项医疗卫生服务目标，更是一项社会系统目标；健康老龄化不仅局限于老年人个体健康，而且关注老年人群体健康。因此，健康老龄化的实现需要多领域联动和协作。此外，影响健康老龄化的因素较多，相关研究也表明健康老龄化与社会地位和文化等社会系统各要素密切相关。因此，在宏观层面单单利用社会资本还难以实现健康老龄化，必须综合发挥社会资本与其他社会因素，如教育、文化、体育、安全、社保、医保、环境等的协同作用。虽然宏观社会资本可有效作用于老年人的社会适应力、获取健康的能力和赋能健康环境，从而促进健康老龄化，但宏观社会资本在国内生产总值、基尼系数影响下作用于个人健康的效应尚不显著。这提示我们，在宏观层面不能忽视经济和社会保障等社会系统因素的影响，需要综合考虑其他社会因素的作用，才能更好地发挥宏观社会资本在健康老龄化社会建设中的作用。

（三）拓宽政策顶层设计中社会资本应用的广度

国际上，非洲一些国家在公共卫生领域已经制定了相关政策开发社会资本，并取得了初步成果。我国将宏观社会资本融入公共卫生政策中还处于初期阶段，缺乏对社会资本的整合和利用，在建设健康老龄化社会过程中应长期坚持积极拓宽国家政策顶层设计中社会资本应用的广度，让更多社会资本要素嵌入健康老龄化政策顶层设计中，在健康老龄化领域营造社会资本发挥效能的条件或社会环境，激活社会资本的政策，发挥社会资本在成本降低、信息流动、资源共享、效率提升等方面的优势，健全老年人社会保障制度，构筑老年人的社会安全网。

后记

书稿完成，掩卷而思，从当年申请到国家自然科学基金资助到如今已跨过多个年头，此间经历了多届研究生同学的参与和学成毕业，他/她们中有的参与过基金申报，有的参与过现场调查，有的参与过数据整理，有的参与过书稿的统筹和讨论，朝夕相处，历历在目，一切付出过辛劳的背影都提名在作者之中。

对本书的研究可知，社会资本作为一种无形资源，通过形成和展开的网络嵌入到个体多维健康、组织发展和较大的政治经济系统或文化和规范的治理系统之中，在健康老龄化领域发挥着社会资本效能。本书阐述了社会资本理论与健康老龄化的基本概念，研究制订了评价健康老龄化的指标体系，分析了社会资本在微观的个体、中观的组织和宏观的国家层面对健康老龄化系统发挥的作用和影响。社会资本不同于经典的物质资本、人力资本和信息资本，其通过信任、规范和组织制度等关键要素促进物质资本、人力资本和信息资本在个体、组织甚至政治经济系统或文化和规范的治理系统中流动和共享，促其在健康老龄化领域发挥作用。社会资本这一无形资源和物质资本、人力资本等有形资本往往结合在一起，特别是在健康老龄化领域，社会资本和健康相互交叉，使得研究结果难以评估其整体效应。特别是限于各方条件等，本成果存在以下不足：一是立足理论研究和小样本的调查分析，尚未能开展较大规模的实证研究。尽管研究开发出了指标工具，对某省、市进行了实地评估，但指标工具受限于时间、人力、财力和物力等因素，其代表性依然欠强。指标体系的科学性仍有待进一步在更大范围内验证。二是指标体系的建议标准值有待商榷。尽管国家层面在2017年出台了《"十三五"健康老龄化规划》，但基层在应对健康老龄化事业的各领域工作方面还存在很大不足，相应工作机制还有待完善。这种情况下，一些评价指标标准还难以完全适合基层。

如何评估社会资本在健康老龄化领域的整体效应，加强社会资本的实用性和操作性，发挥更大效应是今后需要解决的问题。我们认为，从健康老龄化这一"果"的角度着手，对健康老龄化进行评价，挖掘出健康老龄化领域存在的问题，从而利用社会资本理论解决这一问题也不失为一种有效尝试与探索。众多的研究结果也充分展示了社会资本与老年人健康的密切关系，这为我国健康老龄化领域引入社会资本理论提供了一定的研究基础和指导，使得健康老龄化领域社会资本的开发成为可能和必要。因此，社会资本是健康老龄化研究的一个重要理论视角。在社会进入人口老龄化的新时期，在社会期待健康老龄化的新时代，研究社会资本在健康老龄化中的应用、正确运用社会资本推动我国健康老龄化进程将具有十分重要的现实意义，并有很大的拓展空间。

党的二十大吹响了实现积极应对人口老龄化国家战略的号角。老年人口持续增加，人口老龄化程度不断加深，给公共服务供给、社会保障制度可持续发展带来严峻挑战。健康老龄化是积极应对人口老龄化社会的必然选择，而实现健康老龄化必然需要更多的资源保障。人口老龄化在给社会发展带来压力的同时，也会增加促进社会发展的新动力。只要我们找到适宜的理论和方法，勇敢面对，勇于实践，主动作为，就一定能够找到实现人口老龄化国家战略的密码，推动新时代中国式健康老龄化高质量发展，实现健康中国的伟大梦想。

参考文献

[1] 沈慧. 拿什么守护"夕阳红"[N]. 经济日报, 2021-10-25(009).

[2] 世界卫生组织. 中国老龄化与健康国家评估报告[EB/OL]. http://apps.who.int/iris/bits tream/10665/194271/5/9789245509318-chi.pdf?ua=1.

[3] CAO W, LI L, ZHOU X, et al. Social capital and depression: evidence from urban elderly in China[J]. Aging Ment Health, 2015, 19（5）: 418-429.

[4] CHEN Z, YU J, SONG Y, et al. Aging Beijing: challenges and strategies of health care for the elderly[J]. Ageing Res Rev, 2010, 9（1）: S2-S5.

[5] 邬沧萍, 姜向群. "健康老龄化"战略刍议[J]. 中国社会科学, 1996（5）: 52-64.

[6] 宋全成, 崔瑞宁. 人口高速老龄化的理论应对——从健康老龄化到积极老龄化[J]. 山东社会科学, 2013（4）: 36-41.

[7] 王学义. 健康老龄化: 人口老龄化的对策[J]. 西南民族学院学报（哲学社会科学版）, 2002（12）: 131-135.

[8] 金伟斌, 吴建国. 基于可持续的我国健康老龄化路径选择[J]. 中国初级卫生保健, 2011（7）: 10-11.

[9] 宋新明, 陈育德. 老年人群健康功能的多维评价方法[J]. 国外医学（社会医学分册）, 1993（1）: 1-4.

[10] 王德文, 蔡和利. 老年人健康功能的多维评价方法[J]. 福建医科大学学报（社会科学版）, 2001（2）: 69-70.

[11] 茅范贞, 陈俊泽, 苏彩秀, 等. 老年健康功能多维评定量表的研制[J]. 中国卫生统计, 2015, 32（3）: 379-382.

[12] 傅东波. 老年综合健康功能评价及其用途[J]. 国外医学（社会医学分册）, 1998（2）: 49-52.

[13] LI D, ZHANG D J, SHAO J J, et al. A meta-analysis of the prevalence of depressive symptoms in Chinese older adults[J]. Arch Gerontol Geriatr, 2014, 58（1）: 1-9.

[14] 王征宇, 迟玉芬. 抑郁自评量表（SDS）[J]. 上海精神医学, 1984（2）: 71-72.

[15] GEORGE LK, FILLENBAUM GG. OARS methodology. A decade of experience in geriatric assessment[J]. J Am Geriatr Soc, 1985, 33（9）: 607-615.

[16] GURLAND B，KURIANSKY J，SHARPE L，et al. The comprehensive assessment and referral evaluation (CARE)--rationale, development and reliability[J]. Int J Aging Hum Dev，1977，8（1）：9-42.

[17] LAWTON M P，MOSS M，FULCOMER M，et al. A research and service oriented multilevel assessment instrument[J]. J Gerontol，1982，37（1）：91-99.

[18] 傅东波，沈贻谔，夏昭林，等.《上海市老年人综合健康功能评估表》的信度分析[J]. 预防医学情报杂志，1997（4）：3-7.

[19] BOURDIEU P. The forms of capital[J]. Handbook of Theory & Research of for the Sociology of Education，1986，280-291.

[20] PUTNAM R D. Bowling alone: America's declining social capital[J]. Journal of Democracy，1995，6（1）：65-78.

[21] COLEMAN JAMES S. Chapter 2 - social capital in the creation of human capital[M]. Knowledge and Social Capital: Foundations and Applications，2000.

[22] DALZIEL P，SAUNDERS C，SAUNDERS J. Civil society and social capital [M]. Cham: Springer International Publishing，2018.

[23] NAN LIN. Inequality in social capital[J]. Contemporary Sociology，2000，29（6）：785-795.

[24] PUTNAM RD，LEONARDI DR. Making democracy work: civic traditions in Modern Italy [J]. Contemporary Sociology，1994，26（3）：306-308.

[25] COLEMAN，JAMES. Foundations of social theory[M]. Belknap: Press of Harvard University Press，1990.

[26] 胡志，秦侠. 社会资本与艾滋病防治 [M]. 北京：人民卫生出版社，2014.

[27] NAHAPIET J. Social capital, intellectual capital, and the organizational advantage[J]. Academy of Management Review，2000，119-157.

[28] HARPHAM T，GRANT E，THOMAS E. Measuring social capital within health surveys: key issues[J]. Health Policy Plan，2002，17（1）：106-111.

[29] 王辉. 社区老年人社会资本测量指标的研究 [D]. 合肥：安徽医科大学，2013.

[30] HANIFAN L J. The rural school community center[J]. Annals of the American Academy of Political & Social Science，1916，67（4）：130-138.

[31] 朱伟珏. 超越社会决定论——布迪厄"文化资本"概念再考 [J]. 南京社会科学，2006（3）：87-96.

[32] 朱伟珏. "资本"的一种非经济学解读——布迪厄"文化资本"概念 [J]. 社会科学，

2005（6）：117-123.

[33] 张文宏.社会资本：理论争辩与经验研究 [J].社会学研究，2003（4）：23-35.

[34] MOON J D,COLEMAN J S. Foundations of social theory[J]. American Political Science Association,1990,85(1):263.

[35] 田凯.科尔曼的社会资本理论及其局限 [J].社会科学研究，2006（1）：90-96.

[36] 帕特南.使民主运转起来 [M].南昌：江西人民出版社，2001.

[37] 贺寨平，曹阳.普特南社会资本理论评述 [J].山西师大学报（社会科学版），2014（3）：70-74.

[38] 周红云.社会资本：布迪厄、科尔曼和帕特南的比较 [J].经济社会体制比较，2003（4）：46-53.

[39] PORTES A. The economic sociology of immigration[J]. International Migration Review，1995，32（3）：320.

[40] 托马斯·福特·布朗，木子西.社会资本理论综述 [J].马克思主义与现实，2000（2）：41-46.

[41] MURAYAMA H，FUJIWARA Y，KAWACHI I. Social capital and health: a review of prospective multilevel studies [J]. J Epidemiol，2012，22（3）：179-187.

[42] VILLALONGA-OLIVES E，KAWACHI I. The measurement of social capital [J]. Gaceta Sanitaria，2015，29（1）：62-64.

[43] 马得勇.社会资本：对若干理论争议的批判分析 [J].政治学研究，2008（5）：74-81.

[44] 罗家德.社会网分析讲义（清华社会学讲义）[M].北京：社会科学文献出版社，2010.

[45] 罗家德，方震平.社区社会资本的衡量：一个引入社会网观点的衡量方法 [J].江苏社会科学，2014：114-124.

[46] 杜陵江.团队社会资本、知识共享行为与团队效能的关系研究——基于医院跨学科治疗团队（IHCTs）的经验数据 [D].成都：四川大学，2012.

[47] 王培刚.全球视野下的社会资本与健康 [M].武汉：华中科技大学出版社，2018

[48] BERKMAN LF，SYME SL. Social networks, host resistance, and mortality: a nine-year follow-up study of Alameda County residents[J]. Am J Epidemiol，1979，109（2）：186-204.

[49] KOYAMA S，AIDA J，SAITO M，et al. Community social capital and tooth loss in Japanese older people: a longitudinal cohort study[J]. BMJ Open，2016，6（4）：

e10768.

[50] SAKURAI R，YASUNAGA M，MURAYAMA Y，et al. Long-term effects of an
      intergenerational program on functional capacity in older adults: Results from a seven-
      year follow-up of the REPRINTS study[J]. Arch Gerontol Geriatr，2016，64：13-20.

[51] YASUNAGA M，MURAYAMA Y，TAKAHASHI T，et al. Multiple impacts of an
      intergenerational program in Japan: evidence from the research on productivity through
      intergenerational sympathy project[J]. Geriatr Gerontol Int，2016，16（Suppl 1）：98-
      109.

[52] CAO J，RAMMOHAN A. Social capital and healthy ageing in Indonesia[J]. BMC Public
      Health，2016，16（1）：631.

[53] STUCK AE，SIU AL，WIELAND GD，et al. Comprehensive geriatric assessment: a
      meta-analysis of controlled trials[J]. Lancet，1993，342（8878）：1032-1036.

[54] 蹇在金. 老年人综合评估 [J]. 中华老年医学杂志，2012，31（3）：177-181.

[55] GURLAND B，GOLDEN R R，TERESI J A，et al. The SHORT-CARE: an efficient
      instrument for the assessment of depression, dementia and disability[J]. J Gerontol，
      1984，39（2）：166-169.

[56] GEORGE L K，PALMORE E，COHEN H J. The Duke Center for the study of aging:
      one of our earliest roots.[J]. Gerontologist，2014，54（1）：59-66.

[57] ALEXANDRINO-SILVA C，ALVES T F，TOFOLI L F，et al. Psychiatry: life events
      and social support in late life depression[J]. Clinics (Sao Paulo)，2011，66（2）：233-
      238.

[58] HAYWOOD K L，GARRATT A M，Fitzpatrick R. Older people specific health status
      and quality of life: a structured review of self-assessed instruments[J]. J Eval Clin Pract，
      2005，11（4）：315-327.

[59] SMEETH L，FLETCHER A E，STIRLING S，et al. Randomised comparison of three
      methods of administering a screening questionnaire to elderly people: findings from the
      MRC trial of the assessment and management of older people in the community.[J].
      Bmj，2001，323（7326）：1403-1407.

[60] RAI G S，KELLANDA P，RAI S G，et al. Quality of life cards - a novel way to
      measure quality of life in the elderly[J]. Arch Gerontol Geriatr，1995，21（3）：285-
      289.

[61] DE LEO D，DIEKSTRA RF，LONNQVIST J，et al. LEIPAD, an internationally

applicable instrument to assess quality of life in the elderly[J]. Behav Med，1998，24
（1）：17-27.

[62] PHILIP K E，ALIZAD V，OATES A，et al. Development of EASY-Care, for brief standardized assessment of the health and care needs of older people; with latest information about cross-national acceptability[J]. J Am Med Dir Assoc，2014，15（1）：42-46.

[63] CRAIG C，CHADBORN N，SANDS G，et al. Systematic review of EASY-Care needs assessment for community-dwelling older people[J]. Age Ageing，2015，44（4）：559-565.

[64] 马丽娟，马颖，陈任，等 . 基于社会资本理论的老年心理健康问题探讨 [J]. 医学与社会，2012（4）：81-83.

[65] 郑选梅 . 社会资本视觉下的农村老年人心理健康分析 [J]. 长春工业大学学报（社会科学版），2011（5）：40-42.

[66] YIP W，SUBRAMANIAN S V，MITCHELL A D，et al. Does social capital enhance health and well-being? Evidence from rural China[J]. Soc Sci Med，2007，64（1）：35-49.

[67] 吴丽，杨保杰，吴次芳 . 失地农民健康、幸福感与社会资本关系实证研究 [J]. 农业经济问题，2009（2）：25-29.

[68] 夏昭林，钮建中，叶葶葶，等 . 上海城市社区老年人健康功能多维评定及其影响因素研究 [J]. 中国慢性病预防与控制，1998（1）：24-27.

[69] 林涛，王德文，田俊，等 . 社区老年人健康功能多维评价及影响因素 [J]. 中国公共卫生，2003（10）：118-119.

[70] 陈先华，卢祖洵，董超群 . 武汉市社区老年人多维健康功能评价及其影响因素的研究 [J]. 护理研究，2009（28）：2620-2621.

[71] 陈先华 . 社区老年人多维健康功能评定及其影响因素的研究 [D]. 武汉：华中科技大学，2009.

[72] 胡秀英，龙纳，吴琳娜，等 . 中国老年人健康综合功能评价量表的研制 [J]. 四川大学学报（医学版），2013（4）：610-613.

[73] 黄海蓉，张素珍，陈晓峰，等 . 深圳市退休老年人多维健康评价和危险因素研究[J]. 中国疗养医学，2015（7）：760-763.

[74] 王剑梅 . 老年多维功能评价在贫困地区机构养老护理中的应用与研究 [D]. 锦州医科大学，2016.

[75] SINGH-MANOUX A，MARTIKAINEN P，FERRIE J，et al. What does self rated health measure? Results from the British Whitehall Ⅱ and French Gazel cohort studies[J]. J Epidemiol Community Health，2006，60（4）：364-372.

[76] MENG Q，XIE Z，ZHANG T. A single-item self-rated health measure correlates with objective health status in the elderly: a survey in suburban Beijing[J]. Front Public Health，2014，2：27.

[77] WALLER G，JANLERT U，HAMBERG K，et al. What does age-comparative self-rated health measure? A cross-sectional study from the Northern Sweden MONICA Project[J]. Scand J Public Health，2016，44（3）：233-239.

[78] 许军，王斌会，胡敏燕. 自测健康评定量表的研制与考评[J]. 中华行为医学与脑科学杂志，2000，9（1）：65-68.

[79] 杨云滨，许军，王斌会，等. 一般人群自测健康的研究[J]. 中华行为医学与脑科学杂志，2000，9（2）：87-89.

[80] SAINSBURY A，SEEBASS G，BANSAL A，et al. Reliability of the Barthel Index when used with older people[J]. Age Ageing，2005，34（3）：228-232.

[81] LAWTON M P，BRODY E M. Assessment of older people: self-maintaining and instrumental activities of daily living.[J]. Gerontologist，1969，9（3）：179.

[82] ZUNG W W. A Self-rating depression scale[J]. Archives of General Psychiatry，1964，12（12）：63.

[83] ZUNG W W. The Depression status inventory: an adjunct to the self-rating depression scale[J]. J Clin Psychol，1972，28（4）：539-543.

[84] 吴明隆. 结构方程模型[M]. 重庆：重庆大学出版社，2012.

[85] 孙建华. 论中国信任文化的传统与现状[J]. 临沂师范学院学报，2004（2）：135-138.

[86] 吴敏，李士雪，NING JACKIE ZHANG，等. 独居老年人生活及精神健康状况调查[J]. 中国公共卫生，2011（7）：849-851.

[87] 程令国，张晔，沈可. 教育如何影响了人们的健康？——来自中国老年人的证据[J]. 经济学（季刊），2015（1）：305-330.

[88] 夏昭林，叶葶葶，沈贻谔，等. 上海市 2005 名社区老年人综合健康状况评估研究[J]. 预防医学情报杂志，1997（1）：4-9.

[89] 曹维明. 老年健康的社会影响因素研究[D]. 杭州：浙江大学，2014.

[90] 商桑. 预防医疗视角下老年认知障碍的健康管理研究[D]. 沈阳：沈阳师范大学，

2017.

[91] 陶裕春，申昱.社会支持对农村老年人身心健康的影响[J].人口与经济，2014（3）：3-14.

[92] 杨婷婷.空巢老人社会资本与自评健康相关性研究[D].济南：山东大学，2017.

[93] 朱荟.社会资本与心理健康：因果方向检定和作用路径构建[J].人口与发展，2015（6）：47-56.

[94] 王培刚，陈心广.社会资本、社会融合与健康获得——以城市流动人口为例[J].华中科技大学学报（社会科学版），2015（3）：81-88.

[95] 黄伟伟，陆迁，赵敏娟.社会资本对西部贫困地区农村老年人健康质量的影响路径——基于联立方程模型的中介效应检验[J].人口与经济，2015（5）：61-71.

[96] 朱伟珏.社会资本与老龄健康——基于上海市社区综合调查数据的实证研究[J].社会科学，2015（5）：69-80.

[97] 周广肃，樊纲，申广军.收入差距、社会资本与健康水平——基于中国家庭追踪调查（CFPS）的实证分析[J].管理世界，2014（7）：12-21.

[98] 薛新东，程明梅.农村老人社会资本、健康与幸福感的关系研究——基于湖北、河南农村老人的实证分析[J].经济管理，2012（12）：166-175.

[99] MIZUOCHI M. Social capital and refraining from medical care among elderly people in Japan[J]. BMC Health Serv Res，2016，16（1）：331.

[100] NIEDZWIEDZ C. L，RICHARDSON E A，TUNSTALL H，et al. The relationship between wealth and loneliness among older people across Europe: Is social participation protective?[J]. Prev Med，2016，91：24-31.

[101] PARK J Y，KIM J W. Understanding the association between social capital and self-rated health of South Korean elderly with disabilities[J]. Soc Work Public Health，2016，31（6）：498-503.

[102] PATTUSSI M P，OLINTO M T，CANUTO R，et al. Workplace social capital, mental health and health behaviors among Brazilian female workers[J]. Soc Psychiatry Psychiatr Epidemiol，2016，51（9）：1321-1330.

[103] NWOKE M B，CHUKWUORJI J C，EBERE M O. Number of dependents, community support, and mental health in later life: does gender make a difference?[J]. Int J Aging Hum Dev，2016，83（1）：63-87.

[104] SHIN S S，SHIN Y J. Validity analysis on merged and averaged data using within and between analysis: focus on effect of qualitative social capital on self-rated health[J].

Epidemiol Health，2016，38：e2016012.

[105] KARHINA K，NG N，GHAZINOUR M，et al. Gender differences in the association between cognitive social capital, self-rated health, and depressive symptoms: a comparative analysis of Sweden and Ukraine[J]. Int J Ment Health Syst, 2016, 10（1）: 37.

[106] MURAYAMA H，WAKUI T，ARAMI R，et al. Contextual effect of different components of social capital on health in a suburban city of the greater Tokyo area: a multilevel analysis[J]. Soc Sci Med, 2012, 75（12）: 2472-2480.

[107] 郭细卿，贺东航 . 社会保障、社会资本对农村老年人健康的影响——基于 2010 年中国综合社会调查的实证分析 [J]. 中国农村研究，2015（2）：113-127.

[108] 王友华 . 社会资本对老年人福利生活的影响研究 [D]. 武汉：华中科技大学，2015.

[109] 仲亚琴，高月霞，李百胜 . 基于社会资本理论的农村老年人心理健康问题 [J]. 中国老年学杂志，2016（10）：2500-2502.

[110] 杨金东，胡荣 . 社会资本与城乡居民的心理健康 [J]. 云南社会科学，2016（1）：131-136.

[111] 王辉，马颖，孟灿，等 . 我国社会资本与老年心理健康研究的系统评价 [J]. 中华疾病控制杂志，2013（4）：336-340.

[112] 王超 . 社会网络对社区老年人群认知功能的影响研究 [D]. 武汉：武汉大学，2016.

[113] 中华人民共和国民政部 . 2016 年社会服务发展统计公报 [R].2017.

[114] 王琴 . 浅谈人口老龄化的现状及面临的主要问题 [J]. 青年时代，2017（4）：68.

[115] 姜春力 . 我国人口老龄化现状分析与"十三五"时期应对战略与措施 [J]. 全球化，2016（8）：90-105.

[116] 许爱花 . 中国城市社区老年人养老模式之反思 [J]. 宁夏大学学报（人文社会科学版），2005，27（3）：108-111.

[117] 朱冬 . 没有养老院，却要服务全中国的老年人 [J]. 中外管理，2016（4）：98-99.

[118] 杜鹏，孙鹃娟，张文娟，等 . 中国老年人的养老需求及家庭和社会养老资源现状——基于 2014 年中国老年社会追踪调查的分析 [J]. 人口研究，2016，40（6）：49-61.

[119] 杜鹏，董亭月 . 促进健康老龄化：理念变革与政策创新——对世界卫生组织《关于老龄化与健康的全球报告》的解读 [J]. 老龄科学研究，2015（12）：3-10.

[120] 国务院 . "十三五"国家老龄事业发展和养老体系建设规划 [R].2017.

[121] 赵秋成，林群 . 转型期中国农村家庭养老社会资本的衰萎 [J]. 东北财经大学学报，2014（3）：3-8.

[122] 王彦斌，许卫高．老龄化、社会资本与积极老龄化 [J]．江苏行政学院学报，2014（3）：60-66.

[123] 全国老龄工作委员会办公室．中国老龄统计汇编 [M]．北京：华龄出版社，2011.

[124] 中华人民共和国国务院．"十三五"国家老龄事业发展和养老体系建设规划 [EB/OL]．http://www.gov.cn/zwgk/2011-09/23/content_1954782.htm.

[125] 中华人民共和国民政部．2000 年民政事业统计发展报告 [R].2000.

[126] BAHAR M M，KIAN S F. A review on Pierre Bourdieu's theory about social capital[J]. Life Science Journal，2014，11（1）：58-60.

[127] BOURDIEU P. The forms of capital[M]. Oxford：Blackwell Publishers Ltd，2008.

[128] DINDA S. Social capital in the creation of human capital and economic growth: a productive consumption approach[J]. MPRA Paper，2007，37（5）：2020-2033.

[129] COLEMAN J S. Social capital in the creation of human capital[J]. American Journal of Sociology，1988，94：S95-S120.

[130] PUTNAM RD. The prosperous community: social capital and public Life[J]. American Prospect，1993，4：27-40.

[131] PUTNAM RD. Tuning in, tuning out: the strange disappearance of social capital in America[J]. Ps Political Science & Politics，1995，28（4）：664-683.

[132] PORTES A. Social capital: its origins and applications in modern sociology [J]. Annual Review of Sociology，1998，24（1）：1-24.

[133] PORTES A，LANDOLT P. The downside of social capital[J]. American Prospect，1996，7（26）：18-22.

[134] PORTES A. The two meanings of social capital[J]. Sociological Forum，2000, 15（1）：1-12.

[135] 宋秀波．关于科尔曼社会资本理论的解读 [J]．社科纵横（新理论版），2011（2）：55-56.

[136] 张伟．罗伯特·普特南的社会资本理论发展及运用 [J]．法制博览，2016（9）：289-290.

[137] 杨仕元，朱缜．社会资本研究述评与展望 [J]．重庆工商大学学报（社会科学版），2009，26（2）：57-68.

[138] 崔巍．论社会资本与经济发展的关系 [J]．中国高校社会科学，2016（4）：85-95.

[139] SABATINI F. Does social capital improve labour productivity in small and medium enterprises?[J]. Entrepreneurship & Economicse Journal，2005，9（5）：454-480.

[140] 孙立新，刘志祥，黄晓芬. 社会资本的理论基础与测量方法研究 [J]. 商业时代，2013（1）：93-94.

[141] 陈怡，翟远征. 非营利组织社会资本对其筹资的影响 [J]. 技术经济，2012，31（2）：117-123.

[142] SCHNURBEIN GV. Managing organizational social capital through value configurations[J]. Nonprofit Management & Leadership，2014，24（3）：357-376.

[143] BOLINO MC，TURNLEY WH. Citizenship behavior and the creation of social capital in organizations[J]. Academy of Management Review，2002，27（4）：505-522.

[144] SANCHEZ-FAMOSO V，MASEDA A，ITURRALDE T. The role of internal social capital in organizational innovation. An empirical study of family firms[J]. European Management Journal，2014，32（6）：950-962.

[145] BAKER W E. Market networks and corporate behavior[J]. American Journal of Sociology，1990，96（3）：589.

[146] GIBSON C，H. HARDY Ⅲ J，RONALD BUCKLEY M. Understanding the role of networking in organizations[J]. Career Development International，2014，19（2）：146-161.

[147] TSAI W，GHOSHAL S. Social capital and value creation: the role of intrafirm networks[J]. Academy of Management Journal，1998,41（4）：464-476.

[148] EVANS JM. Working together in a complex environment: collaborative behaviors and social capital[J]. International Journal of Public Administration，2015，38（8）：544-552.

[149] KOSTOVA T，ROTH K. Social capital in multinational corporations and a micro-macro model of its formation[J]. Academy of Management Review，2003，28（2）：297-317.

[150] IBARRA H，KILDUFF M，TSAI W. Zooming in and out: connecting individuals and collectivities at the frontiers of organizational network research[J]. Organization Science，2005，16（4）：359-371.

[151] WANG D，MEI G，XU X，et al. Chinese non-governmental organizations involved in HIV/AIDS prevention and control: intra-organizational social capital as a new analytical perspective[J]. Bioscience Trends，2016，10（5）：418-423.

[152] 赵公民，周慧. 社会资本对民办养老机构绩效影响的实证检验——基于吸收能力的中介作用 [J]. 财会月刊，2016（35）：16-19.

[153] 李娟. 民办养老机构的社会资本及资源获取——基于南京市的个案分析 [J]. 人口与

社会，2013（1）：28-33.

[154] 司俊霄.达州市民营养老机构存在的问题及对策——基于社会资本视角[J].武汉职业技术学院学报，2016，15（3）：36-40.

[155] 张旭升，牟来娣.政府购买背景下草根养老组织社会资本建构的行动逻辑——以M市Y区S组织为例[J].社会发展研究，2017（1）：94-110.

[156] 洪淑媛.非营利组织参与城市社区养老——以社会资本理论为视角[J].邢台职业技术学院学报，2017，34（4）：65-68.

[157] 邵安.组织间社会资本、组织间学习与公共应急组织弹复力的关联机理研究[D].杭州：浙江大学，2016.

[158] 崔欣.中国草根非政府组织发展中社会资本的匮乏[D].北京：中央民族大学，2007.

[159] 邱伟年，王斌，曾楚宏.社会资本与企业绩效：探索式与利用式学习的中介作用[J].经济管理，2011（1）：146-154.

[160] 钱海燕，张骁，杨忠.横向、纵向社会资本与中小企业国际化绩效：组织创新的调节作用[J].经济科学，2010，32（3）：84-95.

[161] 边燕杰，丘海雄.企业的社会资本及其功效[J].中国社会科学，2000（2）：87-99.

[162] 柯江林，石金涛，孙健敏.团队社会资本的维度开发及结构检验研究[J].科学学研究，2007，25（5）：935-940.

[163] 傅德印.因子分析统计检验体系的探讨[J].统计研究，2007（6）：86-90.

[164] 刘军.整体网分析讲义：UCINET软件实用指南[M].上海：格致出版社，2009.

[165] 徐晓玲.志愿者参与养老服务路径研究[J].社会福利：理论版，2016（10）：14-17.

[166] 张志及."候鸟型养生养老"成老年生活新模式[J].中国老年，2014（20）：63.

[167] 杜宇.养老服务从业人员职业培训问题研究[D].长春：吉林农业大学，2016.

[168] 王细芳，王振州.城市社区养老服务体系构建研究[J].老龄科学研究，2014，27（8）：44-51.

[169] 王丹妮.艾滋病防治领域公民社会组织社会资本与绩效关系研究[D].合肥：安徽医科大学，2016.

[170] 李崇治.社会资本理论视角下的养老服务问题研究——以黑龙江省为例[D].哈尔滨：黑龙江省社会科学院，2016.

[171] 庄玉梅.多层次视角的组织社会资本研究回顾与拓展[J].科研管理，2015，36（1）：97-103.

[172] 徐晓茹，张文红，王丹妮，等.基于社会资本理论的医养结合养老机构发展的思考水[J].中国卫生事业管理，2017，34（8）：630-632.

[173] 杨蕊，王光明．影响学生综合实践活动课程高效学习的因素探究——基于 NVivo11
的质性分析 [J]．教育导刊，2016（5）：49-53．

[174] 董志霞，郑晓齐．技术培训机构学员专业实践能力不足的归因分析——一项基于
NVivo 的质性研究 [J]．高等工程教育研究，2014（6）：80-85．

[175] 王骏，王士同，邓赵红．聚类分析研究中的若干问题 [J]．控制与决策，2012，27
（3）：32．

[176] 戴卫东，余洋．中国长期护理保险试点政策"碎片化"与整合路径 [J]．江西财经大
学学报，2021（2）：55-65．

[177] 刘亚娜，董琦圆，谭晓婷．京津冀养老政策差异与协同——基于"十三五"老龄事
业发展和养老体系建设规划的政策文本分析 [J]．社会发展研究，2019，6（3）：
189-202，245-246．

[178] 梅光亮，陶生生，朱文，等．我国健康老龄化评价测量指标体系的构建 [J]．卫生经
济研究，2017（11）：58-60．

[179] WHO. World report on ageing and health[R].Geneva: World Health Organization，2015.

[180] GRAY A. Population aging and health care expenditure[J]. Ageing Horizons，2005，2：
15-20.

[181] 吴丹妮．人口老龄化对我国医疗服务体系的影响 [C]．中国卫生经济学会第十八次年
会，2015．

[182] 王霄彤，张国栋．试析人口老龄化对我国医疗保障体系的影响 [J]．生产力研究，
2015（3）：66-68．

[183] FANG EF，SCHEIBYEKNUDSEN M，JAHN HJ，et al. A research agenda for aging
in China in the 21st century[J]. Ageing Research Review，2015，24（Pt B）：197.

[184] 李亚青．人口老龄化是否决定了医疗卫生支出增长?- 理论争鸣和中国启示 [J]．电子
科技大学学报（社科版），2017，19（1）：20-28．

[185] 黄春元．人口老龄化对我国财政稳定性影响的定量解析 [J]．西北人口，2015（2）：
13-19．

[186] 谭咏风．老年人日常活动对成功老龄化的影响 [D]．上海：华东师范大学，2011．

[187] 张拓红．人口老龄化对健康服务体系的影响 [J]．北京大学学报（医学版），2015，
47（3）：380-383．

[188] 原新．以少子化为特征的人口老龄化进程及其对家庭变迁的影响 [J]．老龄科学研
究，2013，1（1）：34-43．

[189] 梅光亮，陶生生，吴燕，等．2006-2016 年中文期刊发表的健康老龄化研究文献计

量分析 [J]. 中国农村卫生事业管理，2017，37（5）：521-523.

[190] 上海宣言——2030 可持续发展中的健康促进 [J]. 健康教育与健康促进，2016，11（6）：493.

[191] 黄建新 . 转型时期社区在社会支持中的作用研究 [J]. 赣南师范学院学报，2008，29（5）：97-100.

[192] JORM AF，CHRISTENSEN H，HENDERSON AS，et al. Factors associated with successful aging[J]. Australasian Journal on Ageing，1998，17（1）：33-37.

[193] 王洵 . "健康老龄化"研究的回顾与展望 [J]. 人口研究，1996（3）：71-75.

[194] HILLERY GA. Definitions of community: areas of agreement[J]. Rural Sociology，1955，20（2）：111-123.

[195] 卢祖洵，姜润生 . 社会医学 [M]. 北京：人民卫生出版社，2013.

[196] 世界卫生组织. 关于老龄化与健康的全球报告（中文版）[R]. 日内瓦：世界卫生组织，2015:5-7.

[197] 陈任 . 区域性艾滋病综合防治绩效评价研究 [D]. 合肥：安徽医科大学，2015.

[198] 陈坤，李士雪 . 健康老龄化的理念演变与实现路径 [J]. 理论导刊，2017（3）：87-92.

[199] DEROSE S F, SCHUSTER MA FAU - FIELDING J E, FIELDING JE FAU - ASCH S M，et al. Public health quality measurement: concepts and challenges [J]. Annual Review of Public Health，2002，23（1）：1-21.

[200] 张赛玉 . 活动理论视角下"失去"老年人现状及对策窥探 [J]. 山西高等学校社会科学学报，2016，28（7）：24-28.

[201] 吕楠，彭长敏 . 社会资本理论视角下的健康老龄化：基于苏州市的实证研究 [J]. 社会建设，2017（6）：47-54.

[202] YAN K，BASILE C，PHILIPPE G，et al. Understanding the role of contrasting urban contexts in healthy aging: an international cohort study using wearable sensor devices (the CURHA study protocol)[J]. Bmc Geriatrics，2016，16（1）：96.

[203] 臧秀娟 . 老年人地位变迁的社会学思考 [J]. 江苏经贸职业技术学院学报，2012（2）：22-24.

[204] BRESSERS H. Contextual interaction theory and the issue of boundary definition: governance and the motivation, cognitions and resources of actors[J]. Journal of Coordination Chemistry，2017，111（1）：362-365.

[205] BOWLING A，DIEPPE P. What is successful ageing and who should define it?[J].

BMJ，2005，331（7531）：1548.

[206] ROWE JW，KAHN RL. Human aging: usual and successful.[J]. Science，1987，237
（4811）：143-9.

[207] 普美云. 社区居家养老模式背景下健康老龄化实现路径研究 [D]. 昆明：云南师范大学，2015.

[208] MOORE S，BUCKERIDGE DL，DUBÉ L. Cohort profile: the montreal neighbourhood
networks and healthy aging (MoNNET-HA) study[J]. Int J Epidemio，2016，45（1）：
45-53.

[209] NG TP，BROEKMAN BF，NITI M，et al. Determinants of successful aging using a
multidimensional definition among Chinese elderly in Singapore.[J]. Am J Geriatr
Psychiatry，2009，17（5）：407-416.

[210] 李德明，陈天勇，吴振云，等. 健康老龄化的基本要素及其影响因素分析 [J]. 中国
老年学杂志，2005，25（9）：1004-1006.

[211] 陈小月. "健康老龄化" 社会评价指标的探索 [J]. 中国人口科学，1998（3）：51-56.

[212] 钱军程. 中国老年人口健康老龄化四个社会效果维度的测量研究 [J]. 老龄科学研
究，2013，1（1）：73-79.

[213] LIU H，BYLES J E，XU X，et al. Evaluation of successful aging among older people
in China: results from China health and retirement longitudinal study[J]. Geriatr Gerontol
Int，2017，17（8）：1183-1190.

[214] 王健. 卫生管理科研方法 [M]. 北京：人民卫生出版社，2013.

[215] 罗银秀，黄叶莉，徐凤霞. 神经专科护士核心能力评价指标体系的构建研究 [J]. 重
庆医学，2017，46（20）：2870-2872.

[216] 张斓. 中国城市社区人群健康评估指标体系研究 [D]. 北京：北京协和医学院，2010.

[217] 曾光. 现代流行病学方法与应用 [M]. 北京：北京医科大学协和医科大学联合出版
社，1996.

[218] 杜栋，庞庆华，吴炎. 现代综合评价方法与案例精选 [M]. 北京：清华大学出版社，
2015.

[219] 郭金玉，张忠彬，孙庆云. 层次分析法的研究与应用 [J]. 中国安全科学学报，
2008，18（5）：148-153.

[220] 李晶，肖欢容. 人际冲突与人际传播的关系探讨——基于一般系统论的研究视角 [J].
东南传播，2017（12）：87-89.

[221] 杨惠云，燕虹，周西，等. 721 名临床护士离职意愿的现况调查 [J]. 中国医院管理，

2014，34（2）：75-77.

[222] ZHANG Z，LUK W，ARTHUR D，et al. Nursing competencies: personal characteristics contributing to effective nursing performance[J]. J Adv Nurs，2001，33（4）：467-474.

[223] 赵烨.安徽省城乡社区恶性肿瘤患者社会资本与生活质量关系研究 [D]. 合肥：安徽医科大学，2015.

[224] 赵韶韵.基于核心能力建设的卫生事业管理专业课程体系研究 [D]. 太原：山西医科大学，2013.

[225] 王群.社区心理健康服务评价指标体系研究 [D]. 上海：复旦大学，2012.

[226] HEALE R，TWYCROSS A. Validity and reliability in quantitative studies [J]. Evid Based Nurs，2015，18（3）：66-67.

[227] 陈羲.农村区域公共卫生绩效评价指标体系研究 [D]. 武汉：华中科技大学，2009.

[228] 苏海军.我国公共卫生服务体系绩效评价指标体系研究 [D]. 武汉：华中科技大学，2010.

[229] 崔霞.中国公共卫生服务体系绩效评价 [J]. 中国公共卫生，2011，27（12）：1612-1613.

[230] LONG X，LIAO W，JIANG C，et al. Healthy aging[J]. Academic Radiology，2012，19（7）：785-793.

[231] 单菁菁.社区归属感与社区满意度 [J]. 城市问题，2008（3）：58-64.

[232] 杜宗斌，苏勤，姜辽.乡村旅游地居民社区归属感模型构建及应用——以浙江安吉为例 [J]. 旅游学刊，2013，28（6）：65-74.

[233] 林卡，吕浩然.四种老龄化理念及其政策蕴意 [J]. 浙江大学学报（人文社会科学版），2016（10）：136-143.

[234] 新华社.习近平出席全国卫生与健康大会并发表重要讲话 [EB/OL].（2016-08-20）[2017-05-25].http://www.mod.gov.cn/topnews/2016-08/20/content_4715833.htm.

[235] 韦当，王聪尧，肖晓娟，等.指南研究与评价（AGREE Ⅱ）工具实例解读 [J]. 中国循证儿科杂志，2013，8（4）：316-319.

[236] 陈耀龙，周奇，崔荣荣，等.基于 AGREE Ⅱ 的中医药临床指南质量评价 [J]. 中国循证医学杂志，2016，16（11）：1331-1337.

[237] CHOI TY，CHOI J，JU AL，et al. The quality of clinical practice guidelines in traditional medicine in Korea: appraisal using the AGREE Ⅱ instrument[J]. Implement Sci，2015，10（1）：104.

[238] 李曦靖. 探讨标准化公共服务体系及其评价模型 [J]. 质量技术监督研究，2014（3）：32-35.

[239] 董志超. 怎样制定和编写服务标准 [J]. 人事天地，2013（5）：15-17.

[240] 吴玉韶，伍小兰. 健康老龄化：低成本应对人口老龄化的重要举措 [N]. 中国社会科学报，2015-01-16B01.

57检